DANIELA KIELKOWSKI

STRESS
DER STILLE DICKMACHER

In tiefer Liebe widme ich auch dieses Buch meinem verstorbenen Lebensgefährten – einem großartigen Arzt, dessen besonnene Klugheit und Liebe zur Wissenschaft Leben gerettet und mein eigenes für immer geprägt haben.

STRESS
DER STILLE DICKMACHER

Chronischer Stress, blockierter Stoffwechsel – der 30-Tage-Reset für Energie, Balance und Langlebigkeit.

DANIELA KIELKOWSKI
THORSTEN DARGATZ

PROLOG

Übergewicht und chronische Stoffwechselstörungen werden bis heute überwiegend als Folge falscher Ernährung verstanden: zu viel, zu süß, zu fett, zu wenig Disziplin. Dieses Narrativ ist einfach, gesellschaftlich bequem – und biologisch in vielen Fällen unzureichend. Denn es greift zu kurz.

Dieses Buch basiert auf einer zentralen Erkenntnis aus meiner ärztlichen Arbeit: Das Körpergewicht wird nicht isoliert durch Ernährung reguliert, sondern maßgeblich durch das Gehirn. Diese Regulation erfolgt über klar definierte biologische, hormonelle und neuroendokrine Mechanismen – besonders unter dem Einfluss von Stress. Chronischer Stress verändert die Prioritäten des Organismus: Energie wird gesichert, nicht freigegeben. Der Stoffwechsel passt sich an – nicht an ästhetische Ziele, sondern an eine wahrgenommene Bedrohung.

Diese Zusammenhänge sind heute gut erforscht und wissenschaftlich belegt. Es geht dabei um Abläufe im Körper, die steuern, wie wir Energie verbrauchen, wie wir auf Stress reagieren und wie Hormone unsere Funktionen beeinflussen. Wichtig ist nicht nur, wie diese Prozesse im gesunden Zustand funktionieren, sondern was passiert, wenn sie aus dem Gleichgewicht geraten. Ein Körper, dessen Stoffwechsel gut reguliert ist, entwickelt normalerweise kein Übergewicht. Übergewicht entsteht dort, wo diese Regulation dauerhaft gestört ist.

Ich arbeite seit vielen Jahren mit Menschen, die sich gesund ernähren, sich bewegen und informiert sind – und dennoch oft seit Jahrzehnten gegen ihr Gewicht kämpfen. Nicht wegen mangelnder Disziplin, sondern weil ihr Stoffwechsel längst in einem chronischen Stressmodus reguliert ist. Wiederholte Diäten und wechselnde Konzepte haben diese Fehlregulation häufig verstärkt und langfristig Gesundheit gekostet.

In den vergangenen zwei Jahrzehnten habe ich Hunderttausende Stoffwechselmessungen durchgeführt. Diese realen Daten aus dem klinischen Alltag bilden die Grundlage meiner aktuellen Promotion an der Universitätsklinik Lübeck. Ziel ist, sichtbar zu machen, wie Stress, Gehirn und Stoffwechsel tatsächlich zusammenwirken – jenseits vereinfachter Erklärungen.

Ernährung erfüllt dabei eine andere Rolle, als ihr häufig zugeschrieben wird. Sie ist biochemische Medizin: notwendig zur Versorgung des Körpers, aber nicht ausreichend zur Therapie eines dysregulierten Stress- und Stoffwechselsystems. Ernährung und Körpergewicht gleichzusetzen, verkennt diese Realität und trägt zur Stigmatisierung Betroffener bei.

Dieses Buch möchte aufklären und helfen. Meine Mission ist, Menschen zu befähigen, ihren eigenen Stoffwechsel zu verstehen, statt sich von immer neuen Mythen leiten zu lassen. Nicht mit einfachen Antworten, sondern mit biologischem Verständnis, Differenzierung und Respekt vor der individuellen Situation. Wissen schafft Orientierung – und Orientierung ist die Grundlage echter Selbstverantwortung und nachhaltiger Veränderung.

Aufklärung ist der erste Schritt.
Daniela Kielkowski

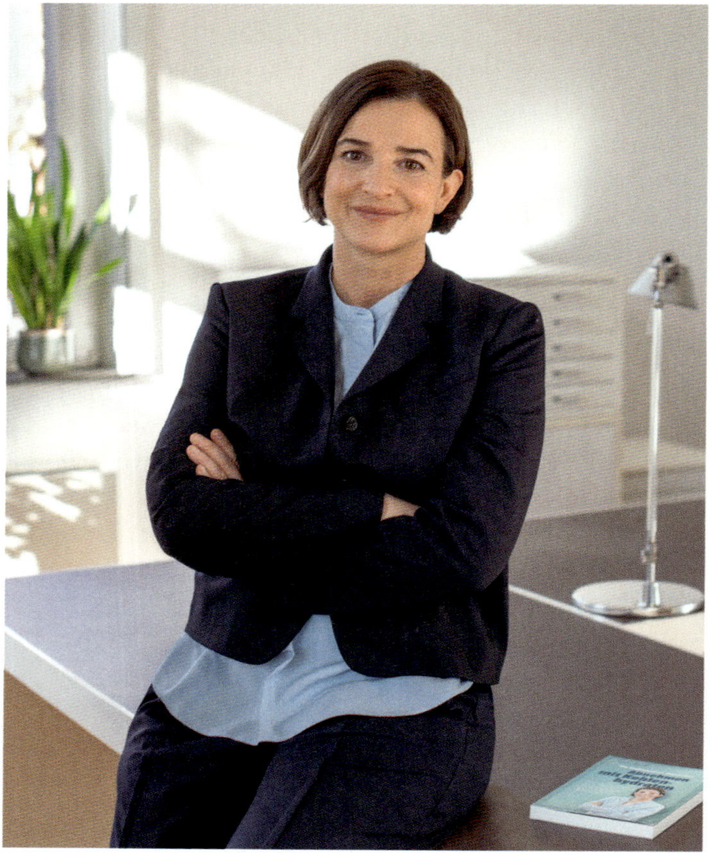

LIEBE LESERIN, LIEBER LESER,

wenn Sie dieses Buch in den Händen halten, gehören Sie wahrscheinlich zur stetig wachsenden Zahl übergewichtiger Menschen. Sie haben vermutlich schon einiges versucht, um die ungeliebten Pfunde purzeln zu lassen: Diäten, Nahrungsergänzungsmittel, Ausdauersport, Fatburner oder auf Dauer eklig schmeckende Pülverchen. Bislang jedoch ohne langfristigen Erfolg. Genau das will ich gemeinsam mit Ihnen jetzt ändern. Ich möchte Sie an die Hand nehmen und meinen mittlerweile 20-jährigen Erfahrungsschatz aus der täglichen Praxisarbeit im Bereich der Ernährungsmedizin mit Ihnen teilen. Ich möchte mit gängigen Ernährungsmythen aufräumen, Ihnen detailliert erklären, warum Ihre Abnehmversuche bislang gescheitert sind, weshalb das Gehirn mehr unser Gewicht bestimmt als falsche Ernährung, warum Stress und das Stresshormon Cortisol einen so großen Einfluss haben und warum ich ein großer Fan von Kohlenhydraten bin. Sind Sie bereit? Gut, dann legen wir los.

Hier geht es zu meinem Begrüßungsvideo.

KAPITEL EINS:
Warum das Gehirn mehr über unser Gewicht entscheidet als falsche Ernährung und was Stress damit zu tun hat.

KAPITEL ZWEI:
Alarm im Gehirn – Stress auf der Waage

KAPITEL DREI:
Wie Cortisol uns wach, aber auch dick machen kann

KAPITEL VIER: Raus aus dem Stressstoffwechsel

KAPITEL **EINS**

Warum das Gehirn mehr über unser Gewicht entscheidet als falsche Ernährung und was Stress damit zu tun hat.

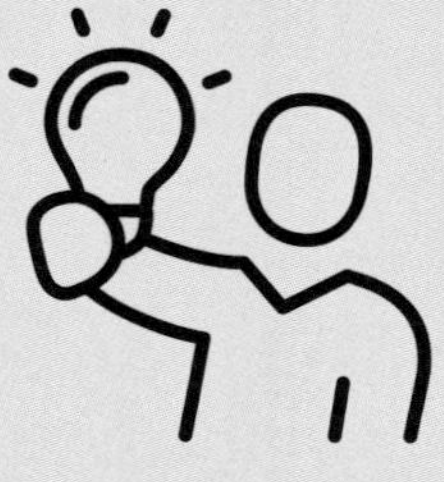

STRESS – DER STILLE DICKMACHER

Was sich dicke Menschen nicht alles anhören müssen: „Du isst zu viel." „Du isst das Falsche." „Du bewegst dich zu wenig." „Du hast einfach keine Disziplin." Sätze wie diese prägen seit Jahrzehnten die Debatte ums Übergewicht. Sie sind so tief in unser kollektives Bewusstsein eingebrannt, dass sie kaum noch hinterfragt werden. Doch was, wenn die Wahrheit viel komplexer ist? Was, wenn das Mantra „Du musst weniger Kalorien zu dir nehmen, als du verbrauchst." gar nicht stimmt? Was, wenn Diäten den Stoffwechsel ruinieren? Und vor allem: Was, wenn Stress der heimliche Architekt unserer Fettdepots ist? Ja, richtig gehört: Stress.

Stress manipuliert unseren Stoffwechsel, programmiert unsere Zellen um und treibt uns in einen Teufelskreis. Denn während wir uns mit Kalorienzählen und Verboten quälen, läuft im Hintergrund ein biologisches Programm ab, das unsere besten Absichten sabotiert. Und das Schlimmste? Die meisten Diäten und Ernährungsempfehlungen verschlimmern das Problem noch, weil sie den Körper in einen dauerhaften Alarmzustand versetzen, der ihn dazu zwingt, jeden Krümel als Überlebensreserve zu horten.

Die Hauptrolle in diesem Drama spielt das Gehirn. Drei Pfund intelligentes Nervengewebe aus 100 Milliarden grauer Zellen, die man als Neuronen bezeichnet. Sie sind zu Tausenden miteinander verschaltet. Der körpereigene Computer im Kopf fungiert als Befehlszentrale und Prozessverwaltung für wichtige Funktionen wie Bewegung, Sprache, Denken und Wahrnehmung sowie als Kraftwerk des Gedächtnisses. Es lässt uns lieben und leiden, sorgt für glasklare Gedanken und raffinierte Ideen. Doch leider spielt es auch eine Hauptrolle beim Übergewicht. Und um diesen Zusammenhang zu verstehen, müssen wir über 100 Jahre zurückblicken:

DIE HUNGER-STUDIE AUS JENA

Während und nach dem Ersten Weltkrieg (1914–1918) herrschte in weiten Teilen Europas Hunger, besonders in Deutschland. Bedingt durch eine britische Blockade kam es zu einer gravierenden Lebensmittelknappheit. Die Preise explodierten. Wenn überhaupt, gab es Steckrüben oder Brotersatz aus Sägespänen. Die Menschen litten unter massivem Vitamin- und Mineralstoffmangel, über 760.000 Menschen starben an Unterernährung.

Zu dieser Zeit forschte die österreichische Pathologin Marie Krieger an der Universität Jena. Sie wollte herausfinden, wie lange Organe schrumpfen können, bevor sie versagen. Dabei kam sie zu ebenso erschütternden wie spannenden Ergebnissen: Bei den verhungerten Menschen zeigte sich, dass Leber, Nieren und Magen um durchschnittlich 40 Prozent und das Herz um 30 Prozent geschrumpft waren. Was sich aber kaum oder nur wenig in seiner Größe verändert hat, war das Gehirn. Ihre Schlussfolgerung: Das Gehirn steht an erster Stelle, es hat allerhöchste Priorität. Selbst bei schlimmstem Hunger wird es als Letztes angegriffen. Das Gehirn zieht alle Energie an sich, andere Systeme wie Immunsystem, Muskelaufbau und Regeneration müssen hintenanstehen und kommen zu kurz.

Dabei hat das Gehirn mächtige Verbündete an seiner Seite. Dazu gehört zum einen die sogenannte Hypothalamus-Hypophysen-Nebennierenrinden-Achse, kurz HHN-Achse genannt. In diesem Buch spielt sie des Öfteren eine wichtige Rolle. Bei der HHN-Achse handelt es sich um die Stress-Schaltzentrale des Körpers: Hypothalamus, Hypophyse und Nebennierenrinde arbeiten als Kette zusammen und setzen bei Belastung Cortisol frei. Ein weiterer starker Verbündeter ist Adrenalin, das über den Sympathikus gesteuert wird und aus dem Nebennierenmark kommt. Adrenalin sorgt dabei für kurzfristige Energie, Cortisol hingegen wirkt langfristig und spielt im Verlauf dieses Buches die zentrale Rolle. An dieser Stelle aber schon mal so viel: Cortisol ist dafür zuständig, dass ausreichend Glucose im Blut vorhanden ist, unabhängig von der Ernährung, und zwar bevorzugt für das Organ, das in

Gefahrensituationen Priorität hat: das Gehirn. Dieses Organ ist der Chef im Energiestaat. Schon in Ruhe beansprucht es ein gutes Viertel unserer Energie, unabhängig davon, ob wir gerade viel oder wenig gegessen haben. Es misst permanent, wie viel Zucker vorhanden ist, und holt sich, was es braucht. Biologisch klug, aber leider heikel, wenn die Alarmzustände, sprich Stress, manchmal nicht enden wollen. Bei Dauerstress kann es sogar zu einer physiologischen, also vom Körper gewollten reversiblen (und damit glücklicherweise umkehrbaren) Insulinresistenz kommen: Die Muskelzellen bekommen keinen Zucker mehr. Stattdessen geht alles direkt ins Gehirn.

CORTISOL – DER SABOTEUR IM HINTERGRUND

An dieser Priorisierung hat sich bis heute nichts geändert. Wenn Termine, Benachrichtigungen und Grübelschleifen nie enden, Schlaf zu kurz kommt und Mahlzeiten ausfallen oder aus hektischen Snacks bestehen, läuft das gleiche Programm ab: Der Cortisolspiegel schießt in die Höhe.

Aber jetzt bitte nicht falsch verstehen. Cortisol ist zwar der Saboteur im Hintergrund, aber kein Feind. Im Akutfall rettet es uns das Leben. Problematisch wird es, wenn der Cortisolspiegel chronisch erhöht ist – durch Dauerstress, Schlafmangel oder eben auch durch Diäten. Dann wird er zum stillen Killer einer schlanken Figur. Und fest steht: Der Cortisolspiegel ist bei Millionen von Menschen dauerhaft erhöht und kann unseren Stoffwechsel auf Dauer krank machen. Als Folge kann es sogar zu einer Cortisolresistenz kommen und der Spiegel sinkt ab.

Weil es so wichtig ist, noch mal kurz zusammengefasst, was Cortisol – neben allen seinen Vorteilen – im Körper anrichten kann:

- **Cortisol blockiert die Fettverbrennung.** Studien zeigen: Bei hohem Cortisolspiegel wird bis zu 40 Prozent weniger Fett abgebaut.
- **Es fördert Heißhunger auf Zucker und Fett,** weil das Gehirn schnell verfügbare Energie braucht.

- **Es baut Muskelproteine ab,** wandelt diese in Zucker um und sorgt nicht nur für Muskelabbau, sondern auch für den Funktionsverlust der Muskelzellen.
- **Es macht uns insulinresistent,** der Blutzucker steigt, die Bauchspeicheldrüse schüttet mehr Insulin aus. So wird mehr Fett eingelagert, insbesondere das Organfett. Dieses fördert Entzündungen; dazu auch später mehr.
- **Es stört den Schlaf,** was weiteren Stress verursacht.
- **Es hat negative Auswirkungen** auf unsere gesunde Lebensdauer, die Longevity.

WARUM STRESS NUR KURZFRISTIG SCHLANK MACHT

Manche mögen nun einwenden, dass man bei viel Stress doch eigentlich abnimmt. Tatsächlich gibt es dauergestresste Menschen, die superdünn sind. Der Grund dafür kann eine sogenannte Adrenalin-Dominanz sein. Diese Dominanz führt aufgrund eines höheren Energieverbrauchs zur Gewichtsabnahme. Aber auch Verdauungsprobleme aufgrund von Stress und einer daraus folgenden schlechteren Nahrungsverwertung können zum Gewichtsverlust führen. Doch selbst das kann sich im Laufe des Lebens ändern. Stressachsen passen sich an, werden träge und erschöpfen sich. Abnehmen durch Stress kommt deshalb häufig bei jüngeren Menschen vor. Sie haben einen erhöhten Puls, einen größeren Grundumsatz und weniger Appetit. Mit zunehmendem Alter übernimmt jedoch Cortisol das Kommando. Deshalb ist es ratsam, schon in jungen Jahren auf den Stoffwechsel aufzupassen.

Entscheidend ist: Handelt es sich um akuten, von Adrenalin gesteuerten Stress oder um Dauerstress, bei dem Cortisol dominiert? Körperfett nimmt vor allem bei dauerhaft Gestressten zu, besonders wenn der Körper nicht mehr richtig auf Cortisol reagiert. Der bekannte Neurowissenschaftler Professor Achim Peters bringt es auf den Punkt: „Cortisol wirkt wie ein Brandbeschleuniger für Fett. Es sagt dem Körper: Speichere alles, was du kriegen kannst, wir wissen nicht, wann die nächste Krise kommt."

ENTSPANNTER STOFFWECHSEL ALS SCHLANKGEHEIMNIS

Warum Stress und damit Cortisol eine so entscheidende Rolle beim Übergewicht und bei zigfach gescheiterten Abnehmversuchen spielt, lässt sich an einem weiteren Beispiel gut erklären: Vielleicht kennen auch Sie Menschen, die essen können, was sie wollen, und einfach nicht zunehmen. Glückspilze, könnte man meinen. Und in gewisser Weise sind sie das auch. Ihr Schlankgeheimnis liegt nicht nur in den Genen oder in einer allgemein perfekteren Stoffwechselleistung, wie oft behauptet, nein, bei vielen hat das einen ganz anderen Grund: Sie stehen nicht chronisch unter Stress. Das kann unterschiedliche Gründe haben: Sie sind vielleicht deutlich besser organisiert, fürsorglicher und selbstbewusster im Umgang mit sich selbst und der Umwelt. In der Psychologie spricht man von einer guten Resilienz (siehe Kasten). Dementsprechend kommt es bei ihnen nicht oder nur sehr selten zu einem Cortisolalarm. Ihr Gehirn fühlt sich sicher, es muss keine Reserven horten.

Resilienz – das Geheimnis der inneren Stärke

Resilienz können Sie sich als eine Art inneres Schutzschild vorstellen. Es bewahrt einen nicht nur vor den kleinen und großen Stürmen des Alltags, sondern lässt einen sogar stärker daraus hervorgehen. Egal, ob es der Stress im Job, eine Trennung, gesundheitliche Sorgen oder einfach dieser eine Tag ist, an dem alles schiefgeht: Wer resilient ist, lässt sich nicht so einfach unterkriegen. Resiliente Menschen wissen, wie sie ihre Kraftquellen anzapfen, und sind meist so selbstbewusst zu sagen: „Das schaffe ich.“ Hinzu kommt: Wer resilient ist, altert nicht nur langsamer, sondern bleibt auch länger körperlich und geistig fit. Kurz: Resilienz ist ein Schlüssel für ein langes, gesundes Leben. Das Stichwort in diesem Zusammenhang lautet Longevity. Das ist ein mittlerweile eingedeutschter Begriff, der übersetzt Langlebigkeit bedeutet und seit 20 Jahren ein wichtiger Bestandteil meiner medizinischen Tätigkeit und Forschung ist.

Die gute Nachricht in diesem Zusammenhang: Resilienz ist kein Glücksfall, sondern eine Fähigkeit, die sich wie ein Muskel trainieren lässt. Wie dieses Training aussehen kann, erkläre ich im fünften Kapitel dieses Buches.

Anders bei Menschen, die unter Stress stehen, und zwar unabhängig davon, ob es sich um positiven oder negativen Stress handelt. Auch hierzu ein Beispiel: Es gibt die sogenannten Workaholics, also Menschen, die 80 Stunden die Woche arbeiten und darin die größte Erfüllung sehen. Sie machen das gern und empfinden ausschließlich positiven Stress. Doch auch dieser kann den Stoffwechsel ruinieren. Denn die selbstgewählte und Freude machende Überlastung erhöht den Cortisolspiegel ebenfalls. Das Gehirn befindet sich im Dauerbetrieb und fordert ständig Energie, die es sich aus Muskeln und Organen holt. Die Folge: Viele Topmanager oder Start-up-Gründer sind dünn, aber krank. Ihr Körper befindet sich in einer Abbauphase, Katabolismus genannt. Sie verlieren Muskeln und ihre Hormone geraten durcheinander. Das Fatale daran: Sobald sie eine Pause machen, können sie explosionsartig zunehmen.

Das gleiche Beispiel lässt sich auf Leistungssportler anwenden. Sie trainieren täglich mehrere Stunden auf höchstem Niveau. Wenn es ihnen dann aber nicht gelingt, ausreichend zu regenerieren und wieder runterzukommen, tappen auch sie in die Falle. Sie können trotz ihres aktiven Lebensstils Gewichtsprobleme bekommen. Selbst dann, wenn sie weniger Kalorien zu sich nehmen, als sie verbrauchen. Zu diesem Phänomen später noch mehr. Die logische Folge sind Leistungseinbrüche.

WARUM DIÄTEN SCHEITERN

Das gleiche Muster läuft bei Diäten ab. Dazu ein weiteres Beispiel: Sie haben eine Diät gemacht und ordentlich abgenommen. Eine kurze Zeit konnten Sie das Gewicht einigermaßen halten, aber dann haben Sie doch wieder zugenommen. Also wiederholen Sie die erfolgreiche Diät – und scheitern auf ganzer Linie. Das Gewicht will einfach nicht fallen, und das, obwohl Sie definitiv weniger Kalorien zu sich genommen haben, als Sie verbraucht haben. Was ist passiert? Ganz einfach: Ihr Körper, genauer gesagt Ihr Gehirn, hat sich den Ablauf der zuvor erfolgreichen Diät gemerkt und abgespeichert. Jetzt, beim zweiten Versuch, merkt es sofort, dass etwas nicht stimmt. Es erkennt das Verhaltensmuster der Diät. Deshalb schaltet es direkt in den Sparmodus. Der Fachbegriff dafür lautet adaptive Thermogenese. Der Grundumsatz sinkt, unbewusste Alltagsbewegung kann abnehmen, in jedem Fall hält der Körper Energie zurück. Was beim ersten Mal gut funktioniert hat, verliert bei einer Wiederholung leider oft an Wirkung – und Cortisol ermöglicht diesen Lernprozess.

Es kommt zu einer Schutzreaktion und der Körper schaltet auf den Hungerstoffwechsel um. Da er zu wenig Energie erhält, verbrennt er nicht das Fett, sondern wichtige Muskelproteine. Dann reichen schon 1.000 Kalorien aus, um Körperfett zu- statt abzunehmen. Mehr noch: Man kämpft mit Heißhungerattacken, bis sich der Körper an die geringere Zufuhr gewöhnt und den Stoffwechsel auf einen geringeren Verbrauch eingestimmt hat. Dann lassen auch diese nach und es kommt zu Jo-Jo-Effekten. Das ist nicht weiter verwunderlich. Das Gehirn schüttet Cortisol aus und es kann zu einem dauerhaft gestörten Insulinhaushalt kommen. Das blockiert die Fettverbrennung und begünstigt das Heranwachsen des gefährlichen Bauchfetts.

Nun wissen Sie, dass ich keine Freundin von Diäten bin. Besonders die so beliebten Low-Carb-Diäten halte ich bei Gewichtsproblemen langfristig für Teufelszeug. Ich weiß aus meiner langjährigen Praxiserfahrung und Arbeit, dass es ohne nährstoffreiche Mahlzeiten mit Kohlenhydraten zu oft nicht gelingt, das Wunschgewicht zu erreichen und auch dauerhaft zu halten. Das Gehirn braucht täglich mindestens 130 Gramm reine Glucose. Nur wenn das Gehirn zuverlässig mit Energie versorgt wird, kann sich der Stoffwechsel beruhigen, in Balance kommen und eine nachhaltige Gewichtsreduktion gelingen.

Genau dabei will ich Ihnen helfen. Ich möchte Ihnen in diesem Buch zeigen, wie Sie Ihr Gehirn mit einer kohlenhydratreichen und stressfreien Lebensweise zufriedenstellen können. Es geht darum, den Körper und das Gehirn zu entstressen. Mehr noch: Es geht darum, einen chronischen Zustand zu entchronifizieren. Wohl wissend, dass es Stress gibt, den wir nicht ändern können. Wir können aber sehr wohl Selbstverantwortung übernehmen und dem politischen und gesellschaftlichen Konsens trotzen. Denn nur ein entspanntes Gehirn lässt die Pfunde purzeln und Fett verbrennt unser Körper nur in Ruhe und Gelassenheit.

MIT ERNÄHRUNGSMYTHEN AUFRÄUMEN

An dieser Stelle ein Hinweis: Mir ist bewusst, dass Sie in diesem Buch Ernährungsempfehlungen erhalten, die nicht selten dem widersprechen, was Sie bislang gehört haben. Denn während die Forschung längst differenziertere Erkenntnisse liefert, halten sich veraltete Ernährungsdogmen hartnäckig. Nicht aus Unwissen, sondern mit System. Unser Gehirn klammert sich an eingängige Botschaften wie „Fett macht fett", weil sie einfach sind und seit Jahrzehnten wiederholt werden. Komplexere Wahrheiten – etwa, dass nicht alle Fette gleich sind oder Zucker oft der eigentliche Übeltäter ist – passen nicht in unsere mentalen Schubladen.

Wir als Gesellschaft ticken ähnlich. Wissenschaftliche Institutionen ändern ihre Leitlinien nur zögerlich, selbst wenn neue Studien sie widerlegen. Und wer würde schon freiwillig seine liebgewonnenen Essgewohnheiten infrage stellen? Die Medien tun ihr Übriges, indem sie Wissenschaft in reißerische Schlagzeilen pressen. Nuancen gehen dabei verloren.

Doch der wohl größte Bremsklotz sitzt in der Wirtschaft: Die Zuckerindustrie lenkte jahrzehntelang von den Risiken ihrer Produkte ab, indem sie Fett zum Feind erklärte. Und Lebensmittelkonzerne? Die haben längst auf „fettarm“ gesetzt und eine Kehrtwende wäre teuer. So überleben Mythen oft länger als die Fakten, die sie längst widerlegt haben.

Deshalb möchte ich hier betonen: Alle Empfehlungen in diesem Buch basieren auf aktueller wissenschaftlicher Evidenz und jahrelanger praxisnaher Erfahrung.

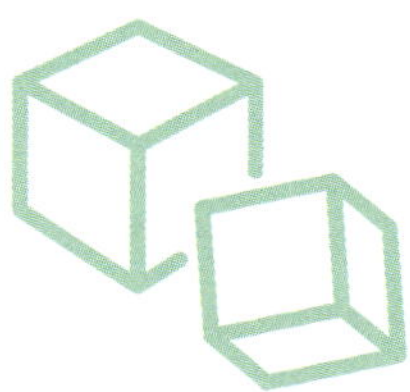

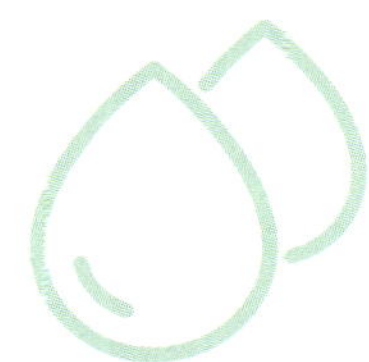

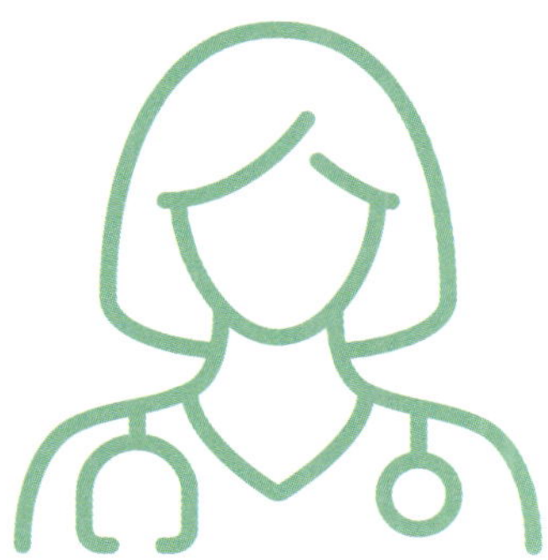

KAPITEL **ZWEI**

Alarm im Gehirn – Stress auf der Waage

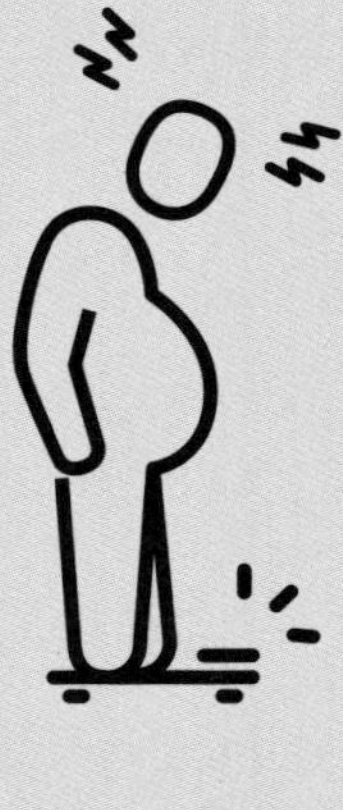

WARUM STRESS ALLE ABNEHMVERSUCHE SCHEITERN LÄSST

Stellen Sie sich folgende Situation vor: Eine junge, alleinerziehende Mutter steht im Stau, hinter ihr ein übler Drängler. Gleichzeit ploppt eine Mail des Chefs mit der Betreffzeile „Dringend" auf und just in dem Moment ruft das Kind an, weil es die Sachen für den Schulausflug vergessen hat. Mit anderen Worten: Stress pur. In dieser und ähnlichen Situationen spult der Körper ein uraltes Programm ab. Die Muskeln spannen sich an, das Herz schlägt schneller, Stresshormone fluten den Körper. Der Organismus schaltet in den Notfallmodus um. Heute meistens mehr als ärgerlich, aber in früheren Zeiten überlebenswichtig. Denn diese speziellen biologischen Mechanismen halfen unseren Vorfahren dabei, vor Raubtieren zu fliehen oder mit vollem Einsatz ums Überleben zu kämpfen.

Die Situation der alleinerziehenden Mutter ist nicht lebensbedrohlich, dass dabei ablaufende Programm nicht nützlich. Aber es geschieht trotzdem, jeden Tag, bei den unterschiedlichsten Begebenheiten. Wenn es nur hin und wieder mal passiert, ist das nicht weiter schlimm. Aber bei Millionen von Menschen ist Stress ein Dauerzustand. Die Weltgesundheitsorganisation (WHO) zählt chronischen Stress gar zu den größten Gesundheitsgefahren unserer Zeit. Denn dauerhafter Druck kann nicht nur körperliche Beschwerden wie Bluthochdruck, Verdauungsprobleme, Hautausschläge oder Erschöpfung auslösen, nein, es gibt noch eine weitere tückische Nebenwirkung, auf die ich in diesem Kapitel genauer eingehen möchte: Stress hat massiven Einfluss auf unser Gewicht und macht uns dick. Anhaltender Stress verändert den Stoffwechsel und boykottiert die meisten Abnehmerfolge. Im Mittelpunkt steht dabei unser Gehirn und das auf den ersten Seiten schon mehrfach erwähnte Stresshormon Cortisol. Es wirkt gewissermaßen als „stiller Dickmacher", der sowohl bei negativem als auch bei positivem Stress die Pfunde nicht nur festhält, sondern auch dafür sorgt, dass die Waage immer mehr anzeigt.

Cortisol – Stresshormon mit Superkräften und dunkler Seite

Cortisol ist Ihr persönlicher Notfallmanager. Gesteuert vom Gehirn, dem Chef im Hintergrund. Das von der Nebennierenrinde produzierte Hormon hilft, Stresssituationen zu bewältigen. Wenn Gefahr droht – früher der Säbelzahntiger, heute die Deadline –, steigt der Glucoseverbrauch des Gehirns sprunghaft an. Es droht ein Ungleichgewicht zwischen vorhandener Glucose und deren Verbrauch. Dann gibt das Gehirn den Befehl und der Körper schüttet Cortisol aus, um Energie freizusetzen. Der Blutzuckerspiegel steigt, man wird hellwach und leistungsfähig. In Notfallsituationen sinnvoll, bei Dauerstress ein Problem. Denn dann kann Cortisol der direkten Kontrolle des Gehirns entgleiten und ein Eigenleben entwickeln. Funktionell richtet es sich sogar gegen das Gehirn, weil es die Strukturen schwächt, die es eigentlich kontrollieren soll. Es bremst den Stoffwechsel aus, forciert Heißhunger, lagert Fett ein, hält nachts wach. Kurzfristig also ein Lebensretter, langfristig ein Dickmacher, der die Zellalterung beschleunigt, Entzündungen fördert, das Risiko für Alterskrankheiten erhöht und so die gesunde Lebensspanne (Longevity) verkürzt.

POSITIVER UND NEGATIVER STRESS

Um noch besser zu verstehen, was sich bei Stress im Körper abspielt, möchte ich ein wenig tiefer in die Materie eintauchen. Die moderne Psychologie definiert Stress als Reaktion unseres Körpers und Geistes auf eine Herausforderung oder Bedrohung. Wichtig dabei: Stress muss nicht immer etwas Schlechtes sein. Grob unterscheidet man zwischen positivem Stress, Eustress genannt, und negativem Stress, Distress genannt. Eustress beschreibt jenen „guten“ Stress, den wir als motivierende Herausforderung empfinden. Er steigert die Aufmerksamkeit und die Leistungsfähigkeit, wir fühlen uns angeregt statt überwältigt.

Distress hingegen ist der belastende, schädliche Stress, der auftritt, wenn die Anforderungen unsere Bewältigungsmöglichkeiten übersteigen. Distress hält einen wach, lässt grübeln, wirkt lähmend und erschöpfend. Entscheidend ist also, wie wir eine Situation wahrnehmen. Ein und dasselbe Ereignis kann von einer Person als spannend und inspirierend, von einer anderen als höchst bedrohlich empfunden werden.

Entscheidend ist dabei: Selbst bei Freude setzt der Körper zuerst kurz Adrenalin und Cortisol frei – erst im Anschluss folgen Serotonin und Endorphine, die Glück, emotionale Ausgeglichenheit und klares Denken fördern. Dazu ebenfalls ein Beispiel: Viele kennen die Aufregung vor einem schönen Ereignis, nehmen wir eine Hochzeit. Das Herz klopft, doch sobald die Zeremonie vorbei ist, fühlt man sich beschwingt und zufrieden. Gefährlich wird Stress nur dann, wenn er dauerhaft anhält und kein Ausgleich folgt. Denn wenn die ersehnte Entspannung ausbleibt, schlägt der Eustress in Distress um. Der Körper bleibt in Alarmbereitschaft und beginnt zu leiden.

STEINZEITALARM: WARUM UNSER KÖRPER NOCH IMMER SO REAGIERT WIE FRÜHER

Stellt sich natürlich die Frage, warum Stress so oft körperliche Beschwerden hervorruft? Die Antwort liegt in unserer Evolution. Die Vorgänge, die heute bei Termindruck oder Prüfungsangst ablaufen, sind dieselben, die unseren steinzeitlichen Vorfahren das Überleben sicherten. Sobald unser Gehirn eine Bedrohung registriert, startet ein automatisches Notfallprogramm: Der Sympathikus, den man auch als unseren Stressnerv bezeichnen kann, feuert unablässig und sorgt dafür, dass Adrenalin und Cortisol ausgeschüttet werden. Das Adrenalin versetzt den Körper in höchste Alarmbereitschaft. Herzschlag und Blutdruck steigen, die Muskelspannung erhöht sich, Energie wird mobilisiert. Das Cortisol sorgt dafür, diese erhöhte Aktivität über einen längeren Zeitraum aufrechtzuerhalten. Etwas einfacher ausgedrückt: Adrenalin ist der Turbobooster für den spontanen Kraftakt und Cortisol sorgt dafür, dass wir auch bei länger andauernden Herausforderungen durchhalten können.

In der Steinzeit eine überlebenswichtige Reaktion. Schließlich mussten sich die Menschen damals in Bruchteilen von Sekunden zwischen Kampf oder Flucht entscheiden. Das Adrenalin hat alle nötigen Energiereserven freigesetzt, um blitzschnell rennen oder kämpfen zu können; Cortisol hielt diesen Alarmzustand aufrecht, bis die Gefahr vorüber war. Wieder in Sicherheit kehrte der Körper in der schützenden Höhle zur Ruhe zurück. Der Herzschlag normalisierte sich, die Muskeln entspannten, die Erholung setzte ein.

Das ist nun viele tausend Jahre her, doch unser Körper reagiert immer noch genauso. Nur dass der Säbelzahntiger heute in der Regel der Stau oder die dringend zu bearbeitende Mail vom Chef ist. Allerdings laufen wir heute nicht mehr weg oder kämpfen ums Überleben, nein, wir bleiben sitzen. Die Folge: Wir können die durch Stresshormone mobilisierte Energie nicht verbrauchen. Der Organismus bleibt stundenlang in Alarmbereitschaft, es kommt nicht mehr zur Entspannung. Aus dem kurzfristigen Notfallmodus wird ein Dauerzustand – mit fatalen Konsequenzen.

Ein sich im Dauerstress befindender Körper kämpft irgendwann mit gesundheitlichen Problemen: Herz und Kreislauf werden belastet, das Risiko für Herzinfarkt und Schlaganfall nimmt zu. Gleichzeitig fördert anhaltender Stress Wassereinlagerungen und den Aufbau von Fettdepots.

PERMANENTER STRESS MACHT DICK

Gleichzeitig unterdrückt Cortisol die Immunabwehr und erhöht die Anfälligkeit für Infekte. Gestresste Personen leiden häufiger unter Spannungskopfschmerzen und Nackenverspannungen, Magenproblemen und Tinnitus sowie Irritationen der Haut. Zusammengefasst lässt sich sagen, dass unser moderner Lebensstil ein archaisches

Körperprogramm triggert, das auf echte physische Gefahren ausgelegt war. Doch wenn, wie heute oft üblich, die körperliche Aktion oder die körperliche und geistige Regeneration ausbleibt, richtet sich die Stressreaktion gegen uns selbst. Heimtückisch daran ist, dass wir an chronischem Stress nur sehr langsam erkranken, oft erst viele Jahre später, und die ersten Alarmzeichen ignorieren.

ARTEN VON STRESS: AKUT, CHRONISCH, KÖRPERLICH, PSYCHISCH

Tauchen wir noch ein wenig tiefer in die Materie ein: Kurzen, akuten Stress, etwa den Ärger über einen gerade verpassten Bus oder das Lampenfieber vor einer Prüfung, kann unser Körper in der Regel gut kompensieren. Die Stresshormone werden nach einiger Zeit wieder abgebaut und der Organismus findet zurück ins Gleichgewicht. Anders sieht es bei chronischem Stress aus. Dieser liegt vor, wenn der Belastungszustand über längere Zeit anhält und keine ausreichenden Erholungsphasen mehr stattfinden. Das ist beispielsweise der Fall, wenn man monatelang beruflich immer wieder unter Druck steht. Dann ist das Stresssystem quasi im Dauerbetrieb. Mit üblen Folgen: Organe und Immunsystem arbeiten schlechter, die Gefahr, an Burnout und Depressionen zu erkranken, steigt deutlich an.

Wichtig in diesem Zusammenhang ist, dass man verschiedene Formen von Stress unterscheidet:

- **Physischer Stress** resultiert aus direkten körperlichen Belastungen: Dazu gehören Schmerzen, Verletzungen und Erkrankungen, aber auch extreme Hitze, Kälte und Lärm sowie intensiv betriebener Sport.
- **Psychischer Stress** hingegen rührt von mental-emotionalen Anforderungen her. Das können Leistungsdruck im Beruf, permanenter Zeitdruck, finanzielle Sorgen, zwischenmenschliche Konflikte und einschneidende Veränderungen im Leben sein. Auch positive Ereignisse wie eine Hochzeit oder eine Beförderung können psychischen

Stress verursachen, selbst wenn sie Freude bereiten. Denn auch das setzt unseren Organismus vorübergehend in einen Ausnahmezustand.

Im Alltag treten oft mehrere Stressfaktoren gleichzeitig auf. Ob ein Stressor aber tatsächlich Stress auslöst, hängt stark von der individuellen Bewertung ab. Was den einen völlig kalt lässt, kann den anderen enorm stressen. Das liegt daran, dass jede Person unterschiedliche persönliche Ressourcen und Bewältigungsstrategien hat – die Ihnen bereits bekannte Resilienz. Eine Person kann einen engen Terminkalender mit ständigem Zeitdruck als stimulierenden Kick empfinden, während andere massiv darunter leiden. Nicht zu vergessen: Auch andauernde Unterforderung, sprich Langeweile, kann einen negativen Stresszustand hervorrufen. Der Fachbegriff dafür lautet Boreout.

STRESSANFÄLLIGKEIT IST GANZ INDIVIDUELL

Das Wichtigste vorab: Es gibt keinen objektiven Stress. Was wir als Stress erleben, entsteht nicht durch die Situation selbst, sondern durch ihre Bewertung im Gehirn. Genau darin unterscheiden sich Menschen. Die Auslöser im Alltag sind oft ähnlich: Zeitdruck, Erwartungen, Konflikte oder fehlende Kontrolle. Dennoch reagieren Menschen darauf völlig verschieden, weil sie dieselben Situationen unterschiedlich einordnen. Wer im Stau steht, erlebt dasselbe wie alle anderen und kann nichts daran ändern, egal, wie wichtig die Termine sind, die anstehen. Doch während der eine ruhig bleibt, gerät der andere unter Druck. Der Unterschied liegt nicht im Ereignis, sondern in seiner inneren Bedeutung. Wird eine Situation als bedrohlich oder nicht kontrollierbar bewertet, schaltet der Körper in den Alarmmodus. Stress ist damit keine Eigenschaft der Situation, sondern das Ergebnis unserer Interpretation.

Diese Bewertung folgt bestimmten Mustern. Wer dazu neigt, alles richtig machen zu wollen, wem es schwerfällt, Verantwortung abzugeben oder wer sich ständig mit anderen vergleicht, bewertet identische

Situationen kritischer als andere. Auch das gedankliche Vorwegnehmen negativer Entwicklungen verstärkt diese Reaktion. So entsteht Stress häufig nicht durch äußere Umstände, sondern durch die Art, wie wir ihn innerlich einordnen.

Neben diesen Bewertungsprozessen spielen biologische Faktoren eine Rolle. Forschungen zeigen, dass die Empfindlichkeit unseres Stresssystems teilweise angeboren ist. Genetische Unterschiede beeinflussen, wie stark der Körper reagiert. Auch frühe Erfahrungen prägen, wie wir Situationen bewerten. Besonders belastende Erlebnisse in der Kindheit können das System so einstellen, dass es später schneller reagiert. Umgekehrt entwickeln Menschen, die früh gelernt haben, Herausforderungen zu bewältigen, mehr Resilienz.

STRESS BRINGT DAS GEHIRN IN GEFAHR

Chronischer Stress hat die bereits erwähnten Auswirkungen auf den Stoffwechsel. Er lässt das gefährliche Bauchfett anwachsen und kann zu Erkrankungen wie Insulinresistenz, Diabetes, Bluthochdruck, Fettleber, Herzerkrankungen, Krebs, Osteoporose, Übergewicht und Adipositas führen. Er kann aber leider auch im Gehirn Schaden anrichten und psychische Erkrankungen verursachen. Noch schlimmer: Er kann direkt in unsere Denkprozesse eingreifen und diese verändern. Das kann so weit gehen, dass es sogar zu einer Persönlichkeitsveränderung kommt. Menschen mit Übergewicht oder Insulinresistenz haben zudem ein deutlich höheres Risiko, im Alter an Demenz oder Alzheimer zu erkranken. Tatsächlich finde ich die Wirkung von chronischem Stress auf unser Gehirn sogar am gruseligsten. Sie ist meines Erachtens auch das stärkste Argument dafür, sich gesund zu erhalten und, wenn nötig, seinen Lebensstil zu verändern. Denn nur so lässt sich dieses Risiko umgehen.

FASZINATION GEHIRN

Lassen Sie uns das Ganze noch ein wenig genauer anschauen: Ich liebe das Gehirn, es fasziniert mich täglich. Im Gehirn wohnen unsere Freiheit, unsere Unabhängigkeit, unsere Kreativität, unsere Begabungen. Nichts erfreut mich mehr als der Austausch mit klugen Menschen, nichts höre ich lieber als klare, differenzierte Gedanken, humorvoll hervorgebracht, in einer schönen Sprache und Wortwahl. Ich vergleiche das Gehirn gern mit einem gepackten Koffer, den wir immer bei uns haben und mit dem wir überall auf der Welt Fuß fassen können. Und das, ohne Unterwäsche dabei haben zu müssen. Deshalb ist es überaus wichtig, diesen Koffer mit Bildung, guten Gedanken, lehrreichen Erfahrungen und ausreichend Kohlenhydraten vollzupacken.

Da ich gerade von einem Koffer gesprochen habe und um alles noch verständlicher zu machen, möchte ich mit Ihnen eine kurze Reise in unser Gehirn vornehmen. Denn auch hier steht Cortisol im Zentrum der Betrachtungen. Unser körpereigener Computer ist unglaublich komplex aufgebaut – und um nachvollziehen zu können, wie das mit dem Stress funktioniert und abläuft, müssen wir einen Blick auf ein ganz besonderes Trio werfen: Amygdala, Hippocampus und präfrontaler Cortex. Diese Teile des Gehirns stellen die drei zentralen Strukturen dar, die Stress erkennen, bewerten und regulieren. Ihr Zusammenspiel entscheidet darüber, ob der Stress kurzzeitig adaptiv oder chronisch destruktiv wird. Cortisol ist bei all diesen Strukturen in der Lage, bis in den Zellkern der Nervenzellen einzudringen und dort regulatorisch aktiv zu werden. Die Amygdala fungiert dabei als Alarmzentrale. Sie nimmt jeden noch so kleinen Stressreiz auf und setzt sofort eine Stressreaktion in Gang. Das ist ganz unspezifisch und kann sowohl das laute ungefährliche Geräusch einer Türklingel sein als auch der berühmte Säbelzahntiger. Die Folge: Der Cortisolspiegel steigt an, der Überlebensmodus wird aktiviert.

Der direkte Nachbar zur Amygdala ist der Hippocampus. Er sortiert die Reize und unterscheidet zwischen „realer Gefahr“ und „alles in Ordnung“. Dann unterscheidet er, ob das angeflutete Cortisol seine Berechtigung hat oder ob es sich um falschen Alarm handelt. Im Fall der Türklingel gibt er Entwarnung und regelt die Stressantwort runter. Im Fall des Säbelzahntigers aber unterstützt er den Cortisolanstieg, verstärkt die Stressreaktion und gibt seine Information in die Chefdenker-Etage, den präfontalen Cortex. Dieser ist mit beiden Strukturen verbunden. Dort fällt dann die Entscheidung, was nun zu tun ist. Sobald die Situation geklärt und gelöst ist, gibt er Entwarnung an die Amygdala und den Hippocampus – und alles kommt wieder ins Lot. Doch bei anhaltendem Stress entsteht im Hippocampus eine Cortisolresistenz und der so wichtige Mechanismus funktioniert dann nicht mehr. Die Nervenzellen im Hippocampus verlieren an Effizienz. Sie können sogar verkümmern. Die Folge: Er kann nicht mehr effizient kommunizieren und ist deshalb nicht mehr in der Lage, die Amygdala zu bremsen. Sie bleibt im Daueralarm, kann sich sogar vergrößern und fängt an, sich zu vernetzen und mehr Verbindungen aufzubauen. Wenn das Cortisol versiegt, ist sie zudem in der Lage, andere Strukturen anzuzapfen, um weiterzufeuern. Mit anderen Worten: Sie entwickelt ein gefährliches Eigenleben.

Da der Hippocampus seine Bremsfunktion nicht mehr ausüben kann, verliert auch der präfrontale Cortex, zuständig für logisches, rationales Denken und Planung, immer mehr an Kontrolle. Die Folge: Wir handeln impulsiver, rigider, verlieren die Fähigkeit, klar zu denken, abzuwägen und Perspektiven zu wechseln. Statt rational denken wir emotional. Wir werden aggressiver und fallen schneller auf einfache, aber oft trügerische Lösungen herein.

Das kann nicht nur tiefgreifende Auswirkungen auf den Einzelnen haben, sondern auf ganze Gesellschaften. So macht beispielsweise eine persistierende politische Instabilität Menschen ängstlicher und unsicherer. Außerdem lassen sie sich leichter manipulieren. Sie stecken in Gedankenkreisläufen fest, schlafen schlechter und entwickeln zusätzlich ein langfristig höheres Risiko für Übergewicht und stoffwechselbedingte Erkrankungen. Noch beunruhigender ist, dass sich durch diesen Prozess sogar die Persönlichkeit verändern kann: Betroffene verlieren ihre Fähigkeit, strukturiert in die Zukunft zu planen, und reagieren stattdessen mit kurzfristigen, oft unüberlegten Entscheidungen, die große Auswirkungen auf das eigene und andere Leben haben können.

INSTRUMENT VON DIKTATUREN

Es ist nicht zu weit hergeholt, ja sogar erwiesen, dass diktatorische Systeme diesen Mechanismus schamlos ausnutzen. Gezielte Verunsicherung und Angstverbreitung machen uns Menschen leichter lenkbar. Gleichzeitig leiden Kreativität und Innovation. Denn wer ständig im Überlebensmodus ist, hat keine Kraft für neue Ideen. Doch so beunruhigend diese Entwicklungen sind, sie sind nicht in Stein gemeißelt. Das Gehirn ist plastisch und bleibt ein Leben lang formbar. Und mit den richtigen Strategien – diese finden Sie in Kapitel 4, 5 und 6 – lassen sich diese Veränderungen je nach Ausprägung sogar rückgängig machen, in jedem Fall deutlich verbessern oder, noch besser, verhindern. Es liegt mir wirklich am Herzen, auf die mentale Gesundheit zu achten – nicht nur für das individuelle Wohlbefinden, sondern auch für eine funktionierende, widerstandsfähige Gesellschaft. Denn wer klar denken kann, lässt sich nicht so leicht in die Irre führen.

WIE SICH STRESS IM KÖRPER BEMERKBAR MACHT

Nachdem wir die Vorgänge im Gehirn unter Stress nun etwas genauer unter die Lupe genommen haben, soll es nun darum gehen, was das alles für den gesamten Körper zu bedeuten hat. Die meisten von Ihnen wissen sicherlich aus eigener Erfahrung, wie Stress sich körperlich äußern kann. Da sind zum einen die kurzfristigen Veränderungen wie Herzklopfen, beschleunigter Atem, feuchte Hände und ein flaues Gefühl im Magen. Unbemerkt steigt unsere Blutgerinnung als Vorbereitung auf mögliche Verletzungen, während die Schmerzempfindlichkeit sinkt. Also durchaus sinnvolle Anpassungen in akuten Stressmomenten.

Anders sieht es bei chronischem Stress aus, denn dieser kann unseren Körper auf breiter Front beeinträchtigen. Da ist zunächst das Herz-Kreislauf-System zu nennen. Der anhaltend hohe Blutdruck und der schnellere Puls verschleißen die Gefäßwände, fördern Arteriosklerose und erhöhen die Wahrscheinlichkeit, einen Herzinfarkt oder einen Schlaganfall zu bekommen, erheblich. Was chronischer Stress mit dem Immunsystem macht, wissen Sie bereits: Er schwächt dauerhaft die Abwehrkräfte und macht uns deutlich anfälliger für Infekte. Mehr noch: Vorhandene Wunden heilen langsamer. Gleichzeitig fördert Stress Entzündungsprozesse, die langfristig das Risiko für Autoimmunerkrankungen und Krebs erhöhen können. Das alles hat natürlich Auswirkungen auf die gesunde Lebensspanne, die bereits mehrfach erwähnte Longevity. Sie kann sich dramatisch verkürzen. Gleich dazu noch mehr.

Auch die Verdauung gerät unter chronischem Stress aus dem Gleichgewicht. Ich hatte es schon erwähnt: Bei akuten Belastungen stellt der Körper die Verdauung zeitweilig hintenan. Nicht wenige bekommen bei Aufregung sogar Durchfall oder leiden unter Übelkeit. Das ist nicht weiter schlimm, wenn sich das System wieder beruhigt. Doch Dauerstress kann sowohl zu Magen-Darm-Beschwerden wie Reizmagen, Reizdarm und Magengeschwüren führen als auch zu Appetitveränderungen. Einige Menschen reagieren mit Appetitverlust, anderen vergeht der Hunger nur kurzzeitig, um später mit voller Wucht zurückzukehren. Die bekannteste Folge sind Heißhungerattacken und der unwiderstehliche Drang nach etwas Süßem oder Fettigem, gern verharmlosend als Nervennahrung bezeichnet.

Tatsächlich gibt es sogar ein bekanntes Phänomen namens Stressessen: Die Kombination aus hohen Cortisol- und Insulinspiegeln fördert speziell das Verlangen nach kalorienreichen Snacks und hochverarbeiteten Lebensmitteln. Es ist noch nicht vollständig geklärt, aber die Ernährungsmedizin geht davon aus, dass Lebensmittel wie Schokolade und Chips eine Art Belohnungseffekt im Gehirn auslösen, der die negativen Stressgefühle kurzfristig dämpft. Das ist einerseits beruhigend, Schokolade tröstet uns tatsächlich messbar, andererseits kommt es so auch zu einem Teufelskreis, der zu Überessen und Gewichtszunahme beitragen kann.

GHRELIN – DER REGULATOR

Chronischer Stress hat außerdem Auswirkungen auf den Hormonhaushalt. Er erhöht das Risiko für Schlafstörungen, die wiederum den Appetit und die Gewichtskontrolle negativ beeinflussen. Eine besondere Rolle spielt in diesem Zusammenhang das Hormon Ghrelin. Es ist auch als Hungerhormon bekannt. Dabei handelt es sich um einen zentralen Botenstoff, der vor allem im Magen gebildet wird und eine Schlüsselrolle bei der Regulation unseres Appetits spielt. Seine Hauptaufgabe besteht darin, dem Gehirn, insbesondere dem Hypothalamus, zu signalisieren, dass der Körper Energie benötigt. Typischerweise steigt der Ghrelinspiegel vor den Mahlzeiten an und sinkt nach dem Essen wieder ab, was uns dazu veranlasst, nach Nahrung zu suchen.

Ghrelin beeinflusst aber nicht nur das reine Hungergefühl. Es wirkt auch, abhängig von seiner Konzentration, auf unser Belohnungssystem und kann das Verlangen nach besonders kalorienreichen Lebensmitteln wie Zucker oder Fett verstärken. Zudem spielt es im Energiehaushalt eine Rolle, indem es die Fettspeicherung fördert und die Ausschüttung von Insulin beeinflusst. Schlafmangel und Stress können den Spiegel dieses Hormons erhöhen. Ein Grund, warum wir in solchen Situationen oft mehr essen als nötig oder Heißhunger verspüren. Bei Menschen mit Adipositas (starkem Übergewicht) ist der Ghrelinspiegel zwar häufig niedriger als bei Normalgewichtigen, doch die Empfindlichkeit des Gehirns für dieses Hormon kann gestört sein und das natürliche Sättigungsgefühl beeinträchtigen.

Ghrelin steht dabei in einem ständigen Wechselspiel mit anderen Hormonen, allen voran Leptin, dem Sättigungshormon. Während Ghrelin den Appetit anregt, signalisiert Leptin dem Gehirn, wann wir genug gegessen haben. Ein Ungleichgewicht zwischen diesen beiden Botenstoffen – abhängig von einer Sensibilitätsstörung des Gehirns auf beide – kann zu anhaltendem Heißhunger oder sogar Stoffwechselstörungen führen.

Zu guter Letzt sei noch erwähnt, dass sich gestresste Menschen oft weniger bewegen. Sie fühlen sich antriebslos oder sind ständig müde. Leider fördert auch das langfristig Übergewicht. Manche greifen häufiger zu Alkohol, Medikamenten oder Zigaretten. Zusammengefasst lässt sich also sagen: Dauerstress versetzt den Körper in einen Ausnahmezustand, der alle wichtigen Systeme beeinflusst – vom Herz über den Darm bis zum Immunsystem und zum Stoffwechsel.

Einer dieser Effekte ist besonders relevant für das Thema dieses Buches: Stress macht es schwer abzunehmen. Warum das so ist, schauen wir uns jetzt genauer an.

CORTISOL – WIE STRESS DEN STOFFWECHSEL UMPROGRAMMIERT

Im Zentrum stressbedingter Stoffwechselveränderungen steht, das dürfte jetzt niemanden mehr überraschen, das Cortisol. Das Hormon wirkt meist unbemerkt im Hintergrund, wird unter Belastung aber schnell aktiv und beeinflusst, wie der Körper Energie bereitstellt und nutzt. Zu seinen wichtigsten Aufgaben gehört die Regulation der Energieverfügbarkeit. Unter normalen Bedingungen folgt die Ausschüttung einem Tagesrhythmus: morgens höher, abends niedriger. So hilft Cortisol dem Organismus, angemessen auf kurzfristige Anforderungen zu reagieren.

Ganz entscheidend: Cortisol dient nicht nur der Energiebereitstellung, sondern beeinflusst auch, wofür die Energie bevorzugt genutzt wird. In Stresssituationen priorisiert es vor allem das Gehirn für die zuverlässige Energieversorgung. Deshalb ist chronischer Stress so problematisch. Der Körper befindet sich dauerhaft in Alarmbereitschaft. Fortlaufend steht Energie bereit, auch wenn sie gar nicht nötig ist. Gleichzeitig nimmt die Fähigkeit ab, gespeicherte Reserven effizient zu mobilisieren.

Cortisol veranlasst die Leber, wiederholt Glucose ins Blut abzugeben, damit der Energiepegel hoch bleibt. So entsteht ein Ungleichgewicht: Ständig wird Energie bereitgestellt, ohne sie entsprechend zu verbrauchen. Bereitstellung und Nutzung laufen also nicht mehr synchron.

Noch mal kurz zusammengefasst: Chronischer Stress hält den Körper in einer dauerhaften Energieanforderung fest, ohne dass diese dann tatsächlich eingelöst wird. Die Folge: Der Körper speichert die überschüssige Energie und erschwert gleichzeitig den Zugriff auf die vorhandenen Reserven.

Besonders ungünstig dabei: Cortisol begünstigt die Einlagerung von Fett im Bauchraum. Dieses viszerale Fett gilt als gesundheitlich riskant, weil es mit zahlreichen Stoffwechselproblemen verbunden ist. Studien[1] zeigen, dass selbst Schlanke unter chronischem Stress häufiger Fett im Bauchraum ansetzen. Mehr dazu auf der nächsten Seite.

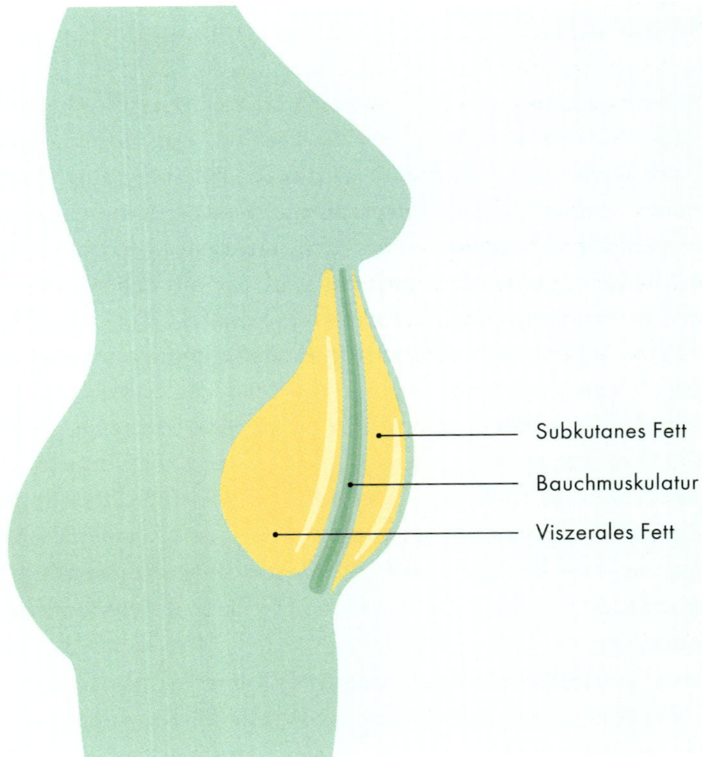

[1] pmc.ncbi.nlm.nih.gov/articles/PMC3107005/
onlinelibrary.wiley.com/doi/pdf/10.1002/j.1550-8528.1993.tb00614.x

Auch Hochleistungssportler sind betroffen

Paradoxerweise findet man dieselben Abläufe mitunter bei Hochleistungssportlern, bei denen Bewegung das Letzte ist, woran es mangelt. In meiner Praxis betreue ich auch Leistungssportlerinnen und -sportler. Sie trainieren täglich sieben Stunden und mehr, essen diszipliniert, achten auf ihr Gewicht und leben oft kohlenhydratarm. Trotzdem nimmt ihr Körperfettanteil zu. Sie werden müde, ihre Leistung stagniert. Dieses scheinbare Paradox ist in Wahrheit Ausdruck eines überforderten, gestressten Stoffwechsels. Wenn Training, Ehrgeiz und Disziplin die natürliche Balance von Energiezufuhr und Regeneration übersteigen, gerät der Körper in einen chronischen Alarmzustand. Die Stressachse bleibt dauerhaft aktiv, Cortisol steigt, während Schilddrüsen- und Sexualhormone absinken. Der Organismus schaltet auf Energiesparen. Die unerwünschten Folgen: Die Fettverbrennung wird blockiert, die Muskulatur ermüdet schneller und Blutwerte wie Cholesterin und Langzeitblutzucker steigen an.

Dieser Zustand ist zunächst eine intelligente Schutzreaktion: Der Körper versucht, sich vor weiterem Raubbau zu bewahren. Doch bleibt der Stress bestehen, kann daraus eine echte Stoffwechselstörung entstehen – mit Leistungsabfall, hormoneller Dysbalance und einer paradoxen Gewichtszunahme trotz hoher Aktivität. Der Weg zurück führt nicht über noch mehr Training, sondern über Mut zur Regeneration, ausreichende Energiezufuhr und bewusste Pausen. Erst wenn sich diese Athleten erlauben, weniger zu tun, kann ihr Stoffwechsel wieder frei atmen. Paradoxerweise entsteht genau dann neue Kraft, Leichtigkeit und Leistungsfähigkeit.

Viszerales Fett: die stille Gefahr im Bauchraum

Während das Fett an Po oder Oberschenkeln zwar nervt, aber meist eher harmlos ist, handelt es sich beim viszeralen Fett um eine tickende Zeitbombe. Bildlich ausgedrückt könnte man es mit einem bösartigen Mieter vergleichen, der die Gesundheit ruiniert und das oft lange Zeit unmerklich. Denn viszerales Fett lagert sich nicht unter der Haut ab wie das übrige Unterhautfettgewebe, es schmiegt sich um und in die inneren Organe, um Leber, Bauchspeicheldrüse, Darm und sogar das Herz. Das große Problem dabei: Es ist biologisch aktiv, handelt quasi wie ein eigenes Organ und schüttet ständig Botenstoffe aus, die Entzündungen fördern, den Stoffwechsel durcheinanderbringen und die Gefäße schädigen.

Während Unterhautfett eher passiv ist (es speichert einfach nur Energie), funktioniert viszerales Fett wie eine giftige Fabrik:

- Es produziert Entzündungsstoffe, die das Immunsystem in Daueralarm versetzen.
- Es stört die Kommunikation zwischen Organen. Es kann die Leber insulinresistent machen und die Bauchspeicheldrüse müde. Darüber hinaus stresst es das Herz.
- Es verändert die Hormone, allen voran Cortisol und Insulin, und treibt so Diabetes, Bluthochdruck und Fettleber voran.

Das Perfide: Selbst wenn man nicht dick ist, können sich gefährliche Mengen viszerales Fett angelagert haben. Diese schlanken Menschen mit dünnem Äußeren und dickem Bauch bezeichnet man als TOFI – „Thin Outside, Fat Inside".

CORTISOL UND INSULIN

Ein weiteres Problem: Cortisol im Übermaß kann die Wirkung des Hormons Insulin beeinträchtigen. Insulin ist dafür zuständig, Glucose aus dem Blut in die Zellen zu schleusen. Dauerhaft hohe Cortisolspiegel aber können die Insulinempfindlichkeit der Zellen reduzieren. Die Folge: Obwohl genügend Zucker im Blut zirkuliert, gelangt er nicht mehr effizient in die Muskel- und Fettzellen. Diesen Zustand bezeichnet man als Insulinresistenz. Der Körper befindet sich dabei in einer paradoxen Situation: Trotz hohen Blutzuckers signalisieren die Zellen eine Energiekrise. Es ist fast so, als würde man vor einem vollen Kühlschrank verhungern: Der Zucker ist da, die Zellen können diesen aber nicht nutzen. Kein Wunder also, dass der gestresste Körper „Hunger" schreit, obwohl objektiv genug Energie vorhanden ist. Der Körper glaubt, in einem Energiemangel zu sein, und das Gehirn reagiert auf Signale aus dem Körper und löst Heißhungerattacken aus.

Doch das ist leider noch nicht alles. Bei chronischem Stress schaltet der Körper auch noch in einen Effizienzmodus, um möglichst sparsam mit der verfügbaren Energie umzugehen. In der Ernährungsmedizin sprechen wir vom Hungerstoffwechsel oder vom Starvation Mode. Der Organismus versucht alles, um seine Reserven zu schonen. Dazu gehört insbesondere der Erhalt der Fettdepots. Stattdessen bedient sich der Körper an anderen Ressourcen. Zuerst wird vermehrt Glucose aus Eiweißquellen neu gebildet. Diesen Vorgang nennt sich Glukoneogenese. Der Körper baut dabei unter anderem Muskeleiweiße ab, um Zucker zu gewinnen. Bei länger andauerndem Stress kann das sogar zu messbarem Muskelschwund führen. Das ist nicht weiter verwunderlich, denn unsere Muskulatur ist ein sehr aktiver Brennofen. Wenn sie nicht mehr richtig arbeitet, wird es immer schwieriger, Gewicht zu verlieren. Weniger Muskelmasse bedeutet zwangsläufig einen geringeren Grundumsatz. Der Körper verbraucht dann in Ruhe weniger Kalorien. Die Folgen des Dauerstresses sind also ein geringerer Kalorienverbrauch sowie ein vermehrtes Einlagern von Fettreserven.

Eine ziemlich ungünstige Kombination für alle, die abnehmen wollen. Allerdings bin ich eine große Freundin von differenziertem Denken und somit gehört es auch zur Wahrheit, dass eine große Muskelmasse, ohne Abbau, einen geringeren Grundumsatz entwickeln kann. Denn die sogenannte Muskelqualität – dazu gehören funktionierende Mitochondrien, eine gute Insulinsensitivität, eine hohe Kapillardichte, wenig eingelagertes Fett sowie ausreichend Aktivität – entscheidet, ob sie wirklich reibungslos funktioniert, den Stoffwechsel ankurbelt und Fettverbrennung erlaubt. Denn bei Übergewicht und Stress ist oft der „zelluläre Stoffwechsel" gestört, obwohl mehr als ausreichend Muskulatur vorhanden ist, um das Körpergewicht zu tragen. Deshalb hilft reine Muskelmasse allein nicht. Mir ist diese Differenzierung an dieser Stelle deshalb so wichtig, weil es aufzeigt, wie komplex Übergewicht ist und dass die immer gleichen Floskeln wie „Muskeln aufbauen, damit mehr Fett verbrannt wird", „Kraftsport bei Übergewicht" und „viele Muskeln verbrennen Fett" oftmals nicht stimmen. Für Betroffene können sie sogar kontraproduktiv sein. Deshalb gilt: Muskelqualität steht eindeutig vor Muskelquantität.

An den Äußerungen vieler selbsternannter Experten kann man sehr gut erkennen, ob diese wirklich mit betroffenen Menschen arbeiten und nicht nur kurzfristige, sondern auch langfristige Erfolge vorzuweisen haben – oder ob sie nur altbekannte Theorien raushauen, um sich wichtig zu machen. Wer wirklich beruflich mit übergewichtigen Menschen arbeitet, erkennt, dass viele von ihnen nicht schuld an ihrer Misere sind. Übergewicht hat mannigfaltige Ursachen und kommt definitiv nicht nur durch zu viel Essen und zu wenig Bewegung zustande.

Um mich deutlich auszudrücken: Es nervt mich tierisch, dass stets ein perfekt funktionierender Stoffwechsel als Vergleich herhalten muss, um Gewichtsprobleme zu interpretieren und zu therapieren. So nach dem Motto: „Essen Sie weniger, dann verbrennen Sie auch mehr Fett." Oder: „Lassen Sie die Kohlenhydrate weg, dann muss der Körper an seine Fettreserven gehen!"

Wie wäre es denn mit: „Ein perfekt funktionierender Stoffwechsel baut gar kein Übergewicht auf, auch wenn er mal mehr Energie aufnimmt, als er verbraucht."

Denn auch das ist bei vielen Menschen eine Tatsache im riesigen Universum der Ernährungshypothesen!

Ohne ein Grundverständnis – die Betonung liegt hier auf Verständnis – von der Biochemie und Physiologie des Stoffwechsels sowie ohne die Bereitschaft, kreativ und auf Plausibilität prüfend zu denken, geht man im Meer von Eitelkeiten und Scharlatanerie unter.

Noch mal kurz zusammengefasst: Chronischer Stress wirkt auf den Stoffwechsel wie eine ständig angezogene Handbremse. Der Blutzucker bleibt erhöht, Energieüberschüsse werden bevorzugt als Fett eingelagert. Der Körper wähnt sich im Dauernotstand. Er lechzt nach Kalorienbomben, hat Heißhunger auf Süßes oder Lust auf stark verarbeitete Lebensmittel. Gleichzeitig befindet er sich im Sparflammemodus, also eine sehr ungünstige Kombination. Kommen Schlafmangel, Erschöpfung, Überforderung und Bewegungsmangel hinzu, sind die Bedingungen für eine nachhaltige Gewichtsabnahme unter Dauerstress denkbar schlecht.

KOHLENHYDRATE GEGEN DEN STRESS: WARUM DAS GEHIRN ZUCKER BRAUCHT

Genau an dieser Stelle möchte ich auf die Rolle der Kohlenhydrate zu sprechen kommen. Anders als viele Diätratgeber und Influencer, die Kohlenhydrate als den größten Abnehmfeind darstellen, bin ich eine große Freundin der Kohlenhydrate. Ich halte den völligen oder weitestgehenden Verzicht auf Kohlenhydrate für den falschen Weg. Denn mehr als 20 Jahre Erfahrung in der Ernährungsmedizin haben mir gezeigt, dass der Verzicht auf Kohlenhydrate den Körper massiv unter Stress setzt und den Stoffwechsel durcheinanderbringt.

Fest steht: Unser Organismus ist evolutionär auf die Zufuhr von Kohlenhydraten eingestellt. Vor allem das Gehirn giert danach. Ungefähr 130 Gramm Glucose pro Tag benötigt unser Denkorgan, um optimal zu funktionieren. Diese Menge zieht sich das Gehirn im Normalfall aus dem Blutkreislauf – im besten Fall aus den Kohlenhydraten, die wir über die Nahrung aufnehmen. Das Gehirn zieht immer die Glucose aus dem Blut.

Wer aber nun Kohlenhydrate drastisch reduziert, zwingt den Körper, auf alternative Energiequellen umzuschalten. Schon nach einigen Tagen Low-Carb-Diät leert sich der Glykogenspeicher der Leber und der Körper beginnt, vermehrt Ketonkörper aus Fett zu produzieren, um das Gehirn notdürftig mit Energie zu versorgen. Dieser Zustand (Ketose) ist zwar anpassungsfähig, bedeutet aber Stress für den Organismus und ist kein physiologischer Regelfall. Mit anderen Worten: Wenn man dem Körper seine bevorzugte Energiequelle entzieht, kann er unter Stress geraten. Was ein ketogener Stoffwechsel langfristig für gesundheitliche Folgen hat, können wir nicht abschätzen, da es keine Langzeitdaten gibt. Tierstudien zeigen wie gewohnt von „verjüngend" bis zu „krebsbildend" alles an. Am Ende bleibt es ein Ersatzstoffwechsel, der nicht einfach mal so läuft.

Das ist nicht nur meine Einschätzung, das findet Rückhalt in wissenschaftlichen Studien. So zeigen Untersuchungen, dass in den ersten Wochen einer strengen Low-Carb-Ernährung die Cortisolspiegel deutlich ansteigen. Eine Metaanalyse von 27 Interventionsstudien[2] ergab beispielsweise, dass kurzfristige kohlenhydratarme Diäten sowohl den Ruhe-Cortisolspiegel als auch den durch Belastung ausgelösten Cortisolanstieg moderat bis stark erhöhen. Nach etwa drei bis vier Wochen pendeln sich die Cortisolwerte zwar oft wieder ein, aber gerade in der Anfangsphase bedeutet Low Carb physiologischen Stress. Viele, die eine strikte Diät beginnen, fühlen sich daher in den ersten Tagen gereizt, müde oder nervös – das sind Anzeichen der hormonellen Umstellung, die mit erhöhtem Adrenalin- und Cortisolaufkommen einhergeht. Langzeitdaten[3] zeigen zunehmend gesundheitliche Risiken unter dauerhaftem Low Carb auf. Eigentlich plausibel, oder?

2 pubmed.ncbi.nlm.nih.gov/35254136/
3 pubmed.ncbi.nlm.nih.gov/30122560/

Überhaupt reagiert das Gehirn auf Unterzuckerung, Hypoglykämie genannt, mit einer regelrechten Alarmkaskade. Sinkt der Blutzucker stark ab – etwa durch eine längere Fastenperiode –, aktiviert das Gehirn ebenfalls die Stressachse. Der Körper schüttet Gegenregulationshormone aus: zuerst Glukagon, dann Adrenalin und bei einem längeren Mangel auch Wachstumshormone und Cortisol, um den Blutzucker wieder anzuheben. Cortisol spielt dabei eine entscheidende Rolle: Es stimuliert die Glukoneogenese, das ist die Neubildung von Glucose, aus körpereigenen Proteinen und hemmt gleichzeitig die Glucoseaufnahme in die Muskeln, damit der Blutzuckerspiegel für die lebenswichtigen Organe erhalten bleibt. Etwas einfacher ausgedrückt: Cortisol springt als Nothelfer ein, wenn dem Körper Kohlenhydrate fehlen, aber dieser Nothelfer hat einen hohen Preis: Er bringt den Stoffwechsel durcheinander und führt zu Heißhungerattacken.

Wer also Stress für das Gehirn vermeiden möchte, muss ihm das geben, was es braucht: eine ausreichende Versorgung mit guten Kohlenhydraten. **Vollkornprodukte, Gemüse und andere ballaststoffreiche Lebensmittel lassen den Blutzucker langsamer ansteigen und beugen Heißhunger vor.** Ein Haferflocken-Frühstück oder eine Scheibe Vollkornbrot am Morgen etwa kann den Körper mit konstanter Energie versorgen und den Stresshormonspiegel niedrig halten. Somit fühlt sich das Gehirn sicher und schickt keine Paniksignale. Ein radikaler Verzicht auf Kohlenhydrate hingegen signalisiert dem Körper eine Hungersnot, worauf er mit Stresshormonen und Fettspeicherung reagiert.

Wichtig ist aber, diese Information möchte ich nicht unterschlagen: Ein Körper, der metabolisch flexibel ist, kann bei Bedarf selbst genug Glucose herstellen – auch dann, wenn er nur sehr wenige Kohlenhydrate erhält. Diese Glucose entsteht in der Leber aus Bausteinen wie Glycerin, bestimmten Aminosäuren und Laktat. Der Körper versorgt sich also von innen heraus.

Aber: Diese Eigenproduktion kostet mehr Energie und gerade im Stress arbeitet der Körper wirtschaftlich effektiv, es sollen Kosten eingespart werden. Und bei Menschen mit Übergewicht, chronischem Stress oder Insulinresistenz löst sie häufig ungünstige hormonelle Gegenreaktionen aus. Deshalb ist es für die meisten Menschen schlauer, regelmäßig und in vernünftigen Mengen komplexe Kohlenhydrate zu essen, statt krampfhaft darauf zu verzichten.

Wichtig ist ebenfalls: Sehr schlanke, gesunde Menschen kommen theoretisch eine Zeit lang ohne viele Kohlenhydrate aus. Trotzdem ist der interne Weg für den Körper anstrengender und belastender. Mit zunehmendem Alter kippt das häufig – nach außen wirken diese Menschen dünn und gesund, haben aber innerlich schon Fettablagerungen an den Organen.

Fazit: Stress und Abnehmen vertragen sich nicht. Der Körper schaltet unter chronischem Stress in einen Überlebensmodus, der Fettdepots eher schützt als abbaut. Cortisol als Hauptakteur erhöht den Blutzucker, fördert Fettablagerungen und drosselt die Stoffwechselaktivität, sodass schon mit weniger Nahrung zugenommen werden kann, also eine echte Abnehmbremse. Hinzu kommt oft stressbedingtes Verhalten wie weniger Schlaf und mehr Lust auf ungesunde Snacks, was eine Gewichtsreduktion zusätzlich erschwert. Stress ist somit zu Recht als stiller Dickmacher verschrien. Doch niemand ist diesem Mechanismus hilflos ausgeliefert.

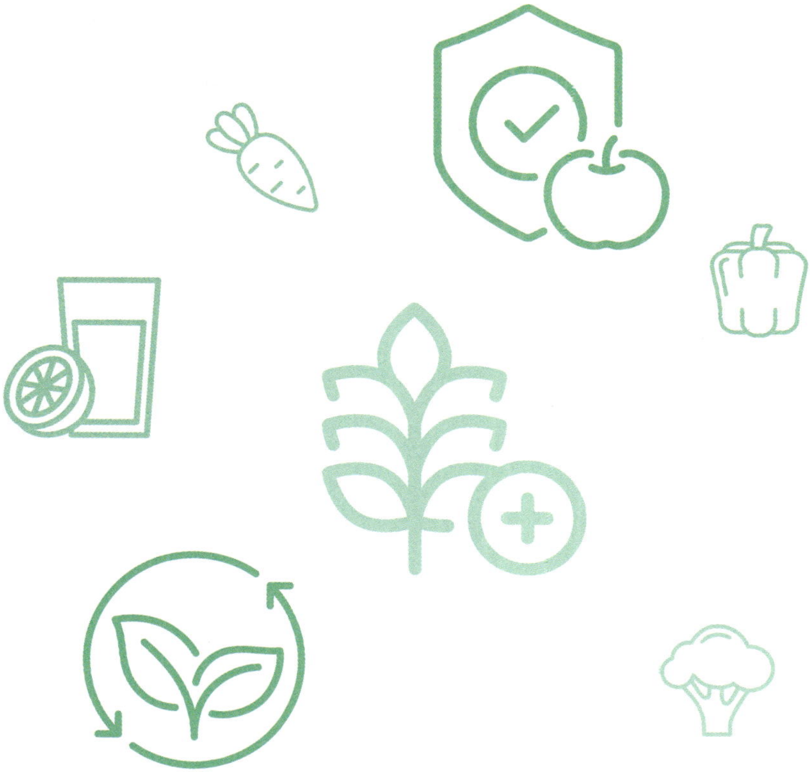

KAPITEL **DREI**

Wie Cortisol uns wach, aber
auch dick machen kann.

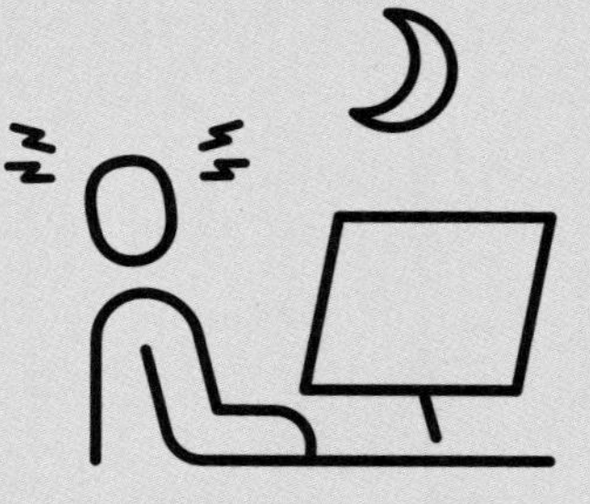

HORMONE: DIE UNSICHTBAREN DIRIGENTEN – UND DIE SONDERROLLE DES CORTISOLS

Meistgesteuert vom Gehirn sind Hormone, die unsichtbaren Dirigenten unseres Körpers: winzige Botenstoffe, die über das Blut zu ihren Zielorganen reisen und dort komplexe Prozesse in Gang setzen. Es gibt über 50 verschiedene Hormone, die fast alles regulieren: von Wachstum und Stoffwechsel über Stimmung und Fortpflanzung bis hin zu Schlaf und Stressreaktion. Ohne sie wäre kein Leben möglich. Hormone entscheiden, ob wir hungrig oder satt sind, ob wir wach oder müde, motiviert oder antriebslos durch den Tag gehen. Sie steuern unseren Herzschlag, unsere Verdauung, sogar unsere Emotionen. Ein Ungleichgewicht kann sich dramatisch auswirken: Zu viel oder zu wenig eines Hormons und plötzlich fühlen wir uns schlapp, gereizt oder krank. Ein Hormon sticht dabei besonders hervor und Sie können sich schon denken, um welches Hormon es sich dabei handelt: Cortisol. Ich erkläre gleich, warum es so einzigartig ist und warum es wie kaum ein anderes Hormon unser modernes Leben prägt, in dem Stress oft Dauerzustand ist. Sie erfahren, wie der Alleskönner funktioniert und was passiert, wenn das System aus dem Gleichgewicht gerät.

WAS IST CORTISOL IM EIGENTLICHEN SINN?

Bei Cortisol handelt es sich um ein lebenswichtiges Steroidhormon, das in der Nebennierenrinde produziert wird und gesteuert vom Gehirn als zentrales Stresshormon des Körpers fungiert. Es ist innerer Wecker, Energielieferant, Immunbooster und Entzündungsbremser und wirkt in unserem Gehirn zusätzlich auf die Stimmung, die Aufmerksamkeit und die Gedächtnisbildung. Bei akutem Stress sorgt es dafür, dass wir sofort leistungsbereit sind, weil es gespeicherten Zucker (Glucose) aus der Leber freisetzt und ermöglicht, schneller, fokussierter zu denken. Dieses Ihnen aus dem vorigen Kapitel schon bekannte Phänomen namens „Fight or Flight“-Prinzip (Kampf-oder-Flucht-Prinzip) sicherte unseren Vorfahren das Überleben in Gefahrensituationen. Der Körper bekommt in Windeseile Kraftstoff, um entweder kämpfen oder flüchten zu können.

Allerdings ist Cortisol nicht nur in Stresssituationen aktiv. Es folgt in erster Linie einem täglichen Rhythmus, der uns wie eine innere Uhr durch den Tag begleitet und uns Wachheit, Antrieb und Klarheit schenkt. Vergleichbar mit Ebbe und Flut. Normalerweise ist der Cortisolspiegel nachts am niedrigsten. In den frühen Morgenstunden steigt er kontinuierlich an, um uns beim Aufwachen mit Energie und geistiger Stärke zu versorgen. Im Laufe des Tages sinkt er dann wieder ab. Dieses natürliche Auf und Ab ähnelt Wellenbewegungen und trägt dazu bei, verschiedene Körperfunktionen im Gleichgewicht zu halten. Gesteuert wird der Rhythmus vom sogenannten suprachiasmatischen Nukleus, kurz SCN. Dabei handelt es sich um eine Struktur im Hypothalamus, einem zentralen Teil des Zwischenhirns, der schlauerweise direkt über dem Sehnerv sitzt und somit Informationen über das Tageslicht erhält. Der Hypothalamus reguliert Atmung, Kreislauf, Körpertemperatur, Sexualverhalten sowie die Aufnahme von Flüssigkeit und Nahrung und vieles mehr. Licht, Schlafenszeiten und Gewohnheiten synchronisieren den inneren Takt.

In diesem täglichen Gleichgewicht spielt Cortisol eine zentrale Rolle: Es unterstützt den Stoffwechsel und die Gedächtnisleistung, es reguliert den Blutdruck und beeinflusst das Immunsystem. Ohne Cortisol kämen wir weder gut aus dem Bett, noch könnten wir angemessen auf Belastungen reagieren. Mit anderen Worten: Unser Körper ist auf dieses Hormon angewiesen.

CORTISOL UND SEINE VORTEILE

Im Normalbetrieb erfüllt Cortisol viele nützliche Funktionen für unsere Gesundheit. Manches wissen Sie schon, aber hier noch mal im Überblick:

- **Energiekick für Muskeln und Gehirn:** Cortisol erhöht bei Bedarf den Blutzuckerspiegel, indem es Glykogen (Speicherzucker) in Glucose umwandelt. So stellt es sicher, dass Muskeln und Gehirn in Stressmomenten oder morgens nach dem Aufwachen sofort ausreichend Treibstoff haben. Dieses schnelle Energieschubprogramm kann in akuten Situationen lebensrettend sein, da wir schneller reagieren und leistungsfähiger sind.

- **Fokusboost:** Kurzfristige Cortisolspitzen können unsere kognitiven Fähigkeiten schärfen. In kleineren Dosen erhöht Cortisol die Wachheit, fördert die Konzentration und kann sogar die Gedächtnisbildung unterstützen. Es hilft uns dabei, in einem wichtigen Meeting hellwach zu sein oder sich an erlerntes Wissen zu erinnern. Fast wie eine starke Tasse Kaffee, die den Geist vorübergehend auf Touren bringt.

- **Entzündungsstopper und Immunpusher:** Cortisol hat eine wichtige regulierende Wirkung auf das Immunsystem. Es bremst die Produktion bestimmter Entzündungsbotenstoffe und dämpft Immunzellen. So kann eine kleine Verletzung nicht gleich zu einer gefährlichen Schwellung ausufern. In akuten Stresssituationen mobilisiert Cortisol zudem Abwehrzellen und schickt sie dorthin, wo sie am meisten gebraucht werden. Etwa zu einer Wunde. Diese entzündungshemmende Wirkung ist so effektiv, dass künstliches Cortison – ein sogenanntes Analogon des Cortisols – schon seit vielen Jahres als Medikament gegen Allergien, Asthma oder Autoimmunerkrankungen zum Einsatz kommt. Vermutlich haben Sie es selbst schon mal benutzt. Kurzfristig schützt uns Cortisol also vor Schäden. Es wirkt quasi wie ein innerer Feuerlöscher, der kleine Brandherde löscht, bevor sie außer Kontrolle geraten.

- **Blutdruckregler:** Cortisol unterstützt zusammen mit anderen Hormonen die Herz-Kreislauf-Funktion. Es sorgt dafür, dass die Blutgefäße angemessen auf Signale reagieren, und trägt so zur Stabilisierung des Blutdrucks bei. In akuten Stresslagen hilft Cortisol, ausreichend Blut in Muskeln und Organe zu pumpen. Vergleichbar ist das mit einem Turbo im Auto, der vorübergehend die Leistung des Motors erhöht, damit alle Systeme auf Hochtouren laufen können.

Zusammengefasst lässt sich sagen: Cortisol ist nicht unser Feind. Sogar das Gegenteil ist der Fall. Ohne dieses Hormon wären wir antriebslos und anfälliger für Entzündungen. Auch stressige Situationen könnten wir viel schlechter bewältigen. Doch wie so oft im Leben macht die Dosis das Gift.

WENN DAS STRESSSYSTEM NICHT MEHR ABSCHALTET

Zu einem Problem wird nicht der Stress selbst, sondern wenn der Körper nicht mehr herausfindet, weil das Gehirn nicht mehr zur Ruhe kommt. Also immer dann, wenn der Körper dauerhaft glaubt, in Lebensgefahr zu sein, obwohl die eigentliche Bedrohung nur aus überfüllten E-Mail-Postfächern, Termindruck oder schlaflosen Nächten besteht. Das System läuft weiter und löst eine Daueralarmbereitschaft aus: kämpfen oder fliehen. Nur dass weder das eine noch das andere möglich ist.

Was als lebensrettender Mechanismus fungieren sollte, mutiert zum selbstzerstörerischen Programm durch:

- Alltagsstress, der kein Ende nimmt
- persönliche Unsicherheiten und Ängste
- Schlafmangel, der die Erholung blockiert
- strenge Diäten, die der Körper als Hungersnot interpretiert

Das alles treibt den Cortisolspiegel in die Höhe. Die Folge: Der Stoffwechsel gerät aus den Fugen und auf Dauer leiden Immunsystem, Psyche, Herz-Kreislauf-System und sogar die Knochen darunter.

Schauen wir uns mal genauer an, was alles passieren kann:

- **Belastung für Psyche und Gehirn:** Obwohl das Gehirn den Cortisolspiegel steuert, kann sich ein dauerhaft hoher Spiegel auch gegen den Chef persönlich richten. Für mich persönlich die faszinierendste und, wie Sie schon wissen, zugleich gruseligste Veränderung: Ein dauerhaft erhöhter Cortisolspiegel wirkt sich negativ auf Psyche und Denkvermögen aus: Das Stresshormon bringt die Balance wichtiger Botenstoffe wie Dopamin und Serotonin durcheinander und kann so Ängste und Depressionen begünstigen. Gleichzeitig besitzen wichtige Gedächtniszentren wie der Hippocampus, die Amygdala als Gefühlszentrum oder der präfrontale Cortex als Planungs-, Lösungs- und Selbstkontrollzentrum eine hohe Cortisolrezeptordichte beziehungsweise Affinität zu diesem Hormon. Kein Wunder, dass sich viele Gestresste gereizt, erschöpft oder antriebslos fühlen. Ihr Umfeld nimmt sogar eine veränderte Persönlichkeit wahr. Doch Cortisol greift noch tiefer ein: Es kann Konzentration und Gedächtnis beeinträchtigen und bei extremen Werten – etwa bei einem unbehandelten Cushing-Syndrom, einer Krankheit mit dauerhaft hohen Cortisolwerten – sogar Hirngewebe schrumpfen lassen. Da es zudem wie Dauerlärm auf das Gehirn wirkt, stört es den Schlaf-wach-Rhythmus. Als Folge kommt es zu Schlafstörungen, die den Teufelskreis aus Stress und Erschöpfung weiter anheizen. Es kann komplette Denkmuster verändern, weg vom kreativen, reflektierten, analytischen Denken hin zu Denkblockaden, emotionalen Überreaktionen, impulsgesteuertem Denken und eingeschränkter Flexibilität. In unsicheren Zeiten hat das sogar die Sprengkraft, ganze Gesellschaften zu verändern.

- **Es macht dick, vor allem am Bauch:** Chronisch erhöhte Cortisolspiegel sorgen kontinuierlich für einen Nachschub an Glucose, selbst wenn eigentlich kein Energiebedarf besteht. Und das hat Folgen: Der Organismus wandelt den überschüssigen Zucker in Fettdepots um und speichert sie ab. Gleichzeitig kann Cortisol bei Dauerstress den Appetit steigern und Heißhunger auf kalorienreiche Kost fördern. Es hemmt die Fettverbrennung, da der Körper unter Stress lieber Brennstoff bunkert, anstatt ihn herzugeben. Das Ergebnis ist ein Teufelskreis, der das Gewicht steigen lässt und zu einer Zunahme des gesundheitsgefährdenden Bauchfetts führt. Studien zeigen, dass chronischer Stress das Risiko für Übergewicht und Adipositas erhöht.

- **Muskelabbau und verlangsamter Stoffwechsel:** In Stresszeiten sorgt Cortisol dafür, dass der Körper Proteine als Energiequelle nutzt. So kann es bei chronischer Cortisolausschüttung zum Muskelabbau kommen, weil der Körper Eiweiß aus der Muskulatur abbaut, um in der Leber Glucose herzustellen. Das entscheidende Problem: Die 639 Muskeln des Körpers sind unsere wertvollsten Verbündeten, wenn es darum geht, Fett zu verbrennen. Muskeln sind aber nicht nur Fettverbrenner, sie sind unser Kraftwerk. Sie produzieren das meiste ATP, den Energieträger, ohne den im Körper nichts funktioniert. Geht Muskelmasse verloren oder verliert an metabolischer Funktion, sinkt der Grundumsatz und der Stoffwechsel schaltet auf Sparflamme. Die Muskulatur als Hauptbrennofen fällt also aus und das macht es sehr schwierig, Gewicht zu verlieren.

- **Insulinresistenz und Diabetesrisiko:** Bei Cortisol und Insulin handelt es sich um zwei Hormone, die eng miteinander verknüpft sind. Beide haben zum einen massiven Einfluss auf die Regulation des Blutzuckerspiegels, aber zum anderen auch auf das Gehirn und explizit auf die Denkprozesse. Das Gehirn benötigt zwar kein Insulin, um Glucose aufzunehmen, aber es wirkt direkt auf die Energieversorgung der Nervenzellen. Es fördert die Synapsenbildung und hat großen Einfluss auf Emotionen, Lernen und Gedächtnisleistung.

Zudem hat es eine antioxidative Funktion zum Schutz der Nervenzellen und Einfluss auf das Sättigungsgefühl. Es gibt gute Gründe, warum Diabetes, Adipositas und Insulinresistenz mit einem erhöhten Risiko für Alzheimer- und Demenzerkrankungen einhergehen. Das ist viel zu wenig bekannt, aber ein entscheidendes Argument, seinen Lebensstil zu ändern. Die Insulinresistenz im Gehirn bezeichnet man als Diabetes Typ 3. Ein chronisch erhöhter Cortisolspiegel mindert die Empfindlichkeit der Körperzellen für Insulin: Die Zellen reagieren zunehmend schlechter auf das blutzuckersenkende Hormon. Als Folge kann es zu einer Insulinresistenz kommen: Dazu kommt es, wenn zwar ausreichend Glucose im Blut vorhanden ist, die Zellen sie aber nicht mehr effizient aufnehmen können. Die Bauchspeicheldrüse versucht, das zunächst auszugleichen, indem sie vermehrt Insulin ausscheidet. Doch leider ignorieren die Zellen das Signal. Das ist vergleichbar mit einem Schlüssel, der nicht mehr richtig passt. Wichtig zu wissen: Eine derartige Insulinresistenz gilt als zentrale Vorstufe von Typ-2-Diabetes. Häufig tritt sie bei Menschen mit Übergewicht auf, doch Stress kann sie ganz unabhängig vom Körpergewicht auslösen: Selbst bei schlanken Personen führen dauerhaft hohe Cortisolwerte zu einer Störung der Insulinsignalwege. Unglücklicherweise steigt dadurch langfristig nicht nur das Diabetesrisiko, sondern auch die Gefahr für Herz-Kreislauf-Erkrankungen. Sie wissen es bereits: Ein gestörter Zuckerstoffwechsel begünstigt Entzündungen und Gefäßschäden. Besonders fatal dabei: Es handelt sich um einen schleichenden Prozess, der oft unbemerkt bleibt.

- **Schwächung des Immunsystems:** Chronisch erhöhte Cortisolwerte wirken sich negativ auf die Immunabwehr aus. Anzahl und Aktivität wichtiger Immunzellen sinkt, die Gefahr für Entzündungen im Körper steigt. Sie kennen das vielleicht aus eigener Erfahrung: Je gestresster Sie sind, desto anfälliger sind Sie für Erkältungen. Zudem erhöht sich die Gefahr für stille Entzündungen, weil die Immunzellen nicht mehr auf das Cortisol hören. Dadurch steigt langfristig das Risiko für chronische entzündliche Erkrankungen.

Bildlich zusammengefasst: Cortisol ist vergleichbar mit einem Chef, der zunächst alles streng kontrolliert, den man bei Dauerpräsenz aber ignoriert. Das Team – in diesem Fall das Immunsystem – arbeitet dann unkoordiniert und fehlerhaft.

- **Herz-Kreislauf-System und andere Auswirkungen:** Stress treibt den Blutdruck in die Höhe und lässt schädliche Blutfette wie Cholesterin und Triglyzeride ansteigen. Die Folge: Arterien verkalken, das Risiko für Herzinfarkte und Schlaganfälle steigt an. Darüber hinaus entzieht Cortisol den Knochen wichtige Mineralien, was sie auf Dauer porös machen kann. Schon jetzt leiden rund acht Millionen Menschen unter Knochenschwund, bekannt als Osteoporose. Bei Frauen sinkt der Östrogenspiegel, bei Männern das Testosteron. Das kann die Lust auf Sex mindern und den Stoffwechsel stören. Zu viel Stress über eine zu lange Zeit wirkt wie ein Brandbeschleuniger für Volkskrankheiten wie Diabetes, Bluthochdruck, Osteoporose und Depressionen. Es ist, als würde man ein Auto jahrelang im roten Bereich fahren – irgendwann streikt nicht nur der Motor, sondern das gesamte System.

- **Longevity:** Chronischer Stress und hohe Cortisolwerte verkürzen nicht nur die Lebensdauer, sondern vor allem die gesunde Lebenszeit. Sie rauben uns Energie, Widerstandskraft und die Fähigkeit, aktiv und selbstbestimmt zu altern. Wer Longevity ernst nimmt, lange bei guter Gesundheit leben möchte, sollte die vielen Tipps in diesem Buch beherzigen.

Aber noch mal: Cortisol an sich ist nicht böse! Nachteilig wirkt sich ausschließlich Dauerstress aus. Deshalb ist es so wichtig, Cortisol in Balance zu halten: kurz hochfahren bei Bedarf, danach wieder herunterregulieren. Denn wenn diese Fähigkeit verloren geht, kann es zu einem Phänomen namens Cortisolresistenz kommen. Dann reagieren die Zellen gar nicht mehr auf das Cortisol. Und, ja, Sie vermuten richtig, auch das ist nicht gut für uns.

Longevity – länger leben, länger leistungsfähig bleiben

Longevity ist eines der großen Trendthemen unserer Zeit. Meine Arbeit beschäftigt sich allerdings schon 20 Jahre damit. Denn ein funktionierender Stoffwechsel ist die Grundvoraussetzung für ein gesundes, langes Leben. Wörtlich übersetzt heißt das Langlebigkeit, aber es geht um mehr als nur ein langes Leben. Vielmehr geht es um die Verlängerung der gesunden Lebensspanne. Also Jahre, in denen Körper und Geist vital bleiben, das Gehirn klar denkt, das Herz kraftvoll schlägt, die Muskeln belastbar sind, der Stoffwechsel stabil läuft und das Immunsystem widerstandsfähig bleibt. Mit anderen Worten: Es geht darum, möglichst lange leistungsfähig, aktiv und frei von chronischen Beschwerden zu bleiben.

In der Praxis heißt das: Krankheitsrisiken minimieren, Regeneration verbessern und Funktionsverluste verlangsamen. Und das möglichst frühzeitig. Longevity ist ein Funktions- und Resilienzprojekt. Chronischer Stress gilt als einer der größten Gegenspieler der Longevity. Dauerhaft erhöhte Cortisolspiegel oder sogar eine Cortisolresistenz (gleich dazu mehr) wirken wie ein Turbo für die Alterungsprozesse. Sie stören den Stoffwechsel, schwächen das Immunsystem, rauben erholsamen Schlaf und beeinträchtigen die Gehirnfunktion. Die Folge: Der Körper altert schneller, die Lebensqualität leidet. Wer den Rhythmus wieder herstellt – alle Tipps dazu finden Sie in diesem Buch –, gewinnt nicht nur Jahre, sondern vor allem gute Jahre.

CORTISOLRESISTENZ – WENN ZELLEN NICHT MEHR AUF DAS STRESSHORMON REAGIEREN

Unter Cortisolresistenz versteht man einen Zustand, in dem sowohl die Körper- als auch die Gehirnzellen trotz hoher Cortisolspiegel kaum noch auf das Hormon reagieren. Möglicherweise haben Sie schon mal von Insulinresistenz bei Diabetes gehört. Beides ist vergleichbar.

Schauen wir uns mal genauer an, wie und wann es dazu kommt. Die Ursache einer Cortisolresistenz liegt auf der Hand: Sie entsteht durch chronisch erhöhte Cortisolspiegel. Wenn der Körper über lange Zeit mit Stresshormonen überschwemmt wird, passen sich die Zellen an. Also drosseln sie die Anzahl und die Empfindlichkeit der Cortisolrezeptoren. Die Zellen stellen sich quasi taub und ignorieren das Alarmsignal. Sie nehmen das Cortisol einfach nicht mehr ernst. Studien[4] zeigen, dass besonders Immunzellen bei Dauerstress eine Cortisolresistenz entwickeln können. Das ist fatal, denn dann reagieren sie nicht mehr angemessen auf die entzündungshemmenden Signale des Cortisols.

Wann genau es zu diesem Punkt kommt, lässt sich leider nicht genau sagen. Das ist individuell ganz unterschiedlich und hängt von der Dauer und der Intensität des Stresses ab. Sie entsteht auch nicht in allen Geweben gleichzeitig und folgt keinem starren Muster. Deshalb sind die Symptome vielseitig und unspezifisch, was Betroffene lange Zeit trügerisch in Sicherheit wiegt. Sie erkranken langsam, aber kontinuierlich daran.

In vielen Fällen entwickelt sie sich schleichend, etwa durch beruflichen Druck, chronische Überlastung oder auch eine längere Krankheit. In der Medizin spricht man in diesem Zusammenhang von einer Abnutzung der Stressachse: Anfangs schüttet der Körper immer mehr Cortisol aus, um dem Stress Herr zu werden, doch irgendwann ist der Bogen überspannt. Die Rezeptoren sind übersättigt und stellen auf Durchzug. In dieser Phase produziert der Körper oft noch mehr Cortisol, weil er fälschlicherweise registriert, dass das Signal nicht ankommt. Die Nebennieren, unsere Cortisolproduzenten, laufen dann auf Hochtouren, was sie langfristig erschöpft.

[4] www.pnas.org/doi/10.1073/pnas.1118355109

Ein weiteres Problem: Ähnlich wie bei der Zuckerkrankheit, bei der das Insulin ins Leere geht, kann Cortisol wirkungslos bleiben, weil die „Stressfabriken“ Nebennieren ausbrennen. In diesem Fall spricht man von einer Dysregulation der zuvor schon mal beschriebenen HHN-Achse. Zur Erinnerung: Bei der HHN-Achse (Hypothalamus-Hypophysen-Nebennieren-Achse) handelt es sich um das Stresssteuerungssystem unseres Körpers: Gehirn und Hirnanhangdrüse schicken Signale an die Nebennieren, damit diese Stresshormone wie Cortisol ausschütten, um uns auf eine Belastung vorzubereiten. Bei einer Dysregulation, Hypocortisolismus genannt, funktioniert das nicht mehr richtig. Die Cortisolwerte im Blut sinken ab. Bei niedrigen Werten der absolute Supergau, wenn die Resistenz schon überschritten ist. Denn dann übernehmen das sympathische System und Glukagon, was nicht lange gut geht. Der Körper rutscht in den Alarmmodus, Puls und Blutdruck steigen, der Blutzucker entgleist, der Körper verbraucht sich selbst. Doch ganz wichtig in diesem Zusammenhang: Die Nebennierenrinde ist nicht kaputt, sondern dysreguliert, und kann neu aktiviert werden.

Noch mal: Niedriges Cortisol klingt harmlos, ist aber funktionell problematisch, denn es führt zu:

- einer verminderten Stressadaption,
- weniger Glukoneogenese und damit Energiemangel,
- einer höheren Entzündungsneigung,
- einer Gewichtszunahme durch relative Insulinüberlegenheit und
- einer schlechteren Regeneration.

Gleichzeitig sind die Rezeptoren oft desensibilisiert, sodass der Organismus selbst auf normalisierte Spiegel nicht sofort anspricht. Das ist dann ein Stoffwechsel im Leerlauf: Man hat wenig Energie, wenig Antrieb, wenig Fettverbrennung. Typische Symptome sind Zittern, Unruhe, Konzentrationsstörungen und Blutzuckerschwankungen. Ähnliche Muster zeigen das Fatigue-Syndrom und Long-COVID.

Das klingt so, als sei man einen Feind los, aber denken Sie daran: Cortisol ist nicht nur Saboteur, sondern in erster Linie Motor. Die

Auswirkungen einer Cortisolresistenz sind vielschichtig und auch ein wenig paradox. Einerseits verliert Cortisol seine nützlichen Effekte in den Bereichen, wo es an Rezeptoren gebunden sein müsste. So lässt beispielsweise die entzündungshemmende Wirkung nach. Dadurch kann es häufiger zu Entzündungen und Überreaktionen des Immunsystems kommen. Auch die immununterdrückende Wirkung lässt nach: Der Körper verliert die Fähigkeit, Infekte in Schach zu halten. Andererseits wirken manche metabolischen Effekte von Cortisol ungebremst weiter, denn nicht alle Vorgänge laufen über die klassischen Rezeptoren. So trägt die dauerhaft hohe Cortisolmenge weiterhin zu erhöhtem Blutzucker, Fettstoffwechselstörungen und auch Bluthochdruck bei. Man hat also gleichzeitig zu viel Cortisol im Umlauf (mit entsprechenden Stoffwechselentgleisungen) und zu wenig Cortisolwirkung dort, wo sie gebraucht wird (Immunkontrolle, Entzündungshemmung). Und Sie wissen schon, was das bedeutet: Diese Schieflage im Hormonhaushalt kann zur Entstehung diverser Zivilisationskrankheiten beitragen – von Herz-Kreislauf-Leiden über Diabetes und Tumorerkrankungen bis zu psychischen oder psychiatrischen Erkrankungen.

Wer unter einer ausgeprägten Cortisolresistenz leidet, fühlt sich oft völlig ausgebrannt – ein Zustand, den man heute als Burnout bezeichnet. Der Körper ist dann so erschöpft, dass er auf neue Stresssituationen kaum noch reagieren kann: Häufiger als die Cortisolausschüttung bleibt die Regulation, die Rückkopplung der Systeme, aus, obwohl sie eigentlich gebraucht würde. Es kommt zu Schlafstörungen, Erschöpfung und Antriebslosigkeit.

Es ist, als wäre die Stresshormonachse blockiert:

- Einerseits kann der Körper nicht mehr richtig hochfahren, wenn es nötig wäre.
- Andererseits kommt er nicht mehr zur Ruhe.

Dieser Notzustand entsteht durch lang anhaltenden Stress und ist ein Warnsignal, das Sie ernst nehmen sollten. Am besten ist es natürlich, es gar nicht erst so weit kommen zu lassen. Vorbeugen ist hier das A und O.

Wie das am besten gelingt, erkläre ich in den nächsten beiden Kapiteln. Denn Sie müssen wissen: Auch wenn die Achse bereits entgleist ist, Sie können sie wieder in die richtigen Bahnen lenken. Ich zeige Ihnen, wie Sie die „Feueralarme" verstummen lassen können.

CORTISOL UND ÜBERGEWICHT: WENN STRESS AUF DIE FIGUR SCHLÄGT

Dass Stress dick macht, ist kein Mythos, sondern wissenschaftlich belegt.[5] Selbst bei gesunder Ernährung ist es dann unglaublich schwer, ja, sogar unmöglich, abzunehmen. Schuld ist, das wissen Sie jetzt, das Cortisol. Der Organismus gestresster Menschen glaubt fälschlicherweise, in einer Hungersnot zu stecken, obwohl genug Kalorien und Glucose vorhanden sind.

Ein fataler Mechanismus: Instinktiv greift man zu Schokolade, Chips und Co., denn diese Lebensmittel beruhigen nicht nur das Belohnungssystem, sondern liefern auch sofortigen Nachschub.

Betroffene stecken also in einem Teufelskreis:
mehr Kalorien + gestörter Stoffwechsel
= Abnehmen nahezu unmöglich.

Dabei geht es nicht um Willensschwäche, denn der Körper handelt im Überlebensmodus. Leider ist dieser Mechanismus heute kontraproduktiv, denn die Bedrohung ist nicht mehr eine lebensgefährliche Umgebung mit vielen Raubtieren, sondern ein überfüllter Alltag. Allerdings wäre es an dieser Stelle grundfalsch zu behaupten, dass jeder bei Heißhunger zu Schokolade greift und mehr isst als nötig.

Es klingt wie ein Stoffwechselparadox, ist aber bittere Realität: Chronischer Stress macht schlank, nur leider nicht Sie, sondern Ihre Muskeln. Während Cortisol im Daueralarmmodus den Fettabbau blockiert, beschleunigt es gleichzeitig den Muskelabbau. Der Grund? Eine clevere,

5 onlinelibrary.wiley.com/doi/full/10.1002/oby.21733

aber gefährliche Notfallstrategie der Evolution: Um das Gehirn in Krisenzeiten mit genug Glucose zu versorgen, entwickelt der Körper temporäre Insulinresistenzen. Überlebenswichtig, solange dieser Zustand nicht zur Dauerlösung wird.

Die fatale Folge: Der Körper verbrennt weniger, die Fettverbrennung stockt. Und selbst wer Heißhungerattacken widersteht, nimmt zu. Und plötzlich leuchtet ein, warum so viele Abnehmwillige trotz Disziplin scheitern. Die nackte Wahrheit aus meiner Praxis lautet deshalb: Es ist nicht immer das Essen. Manchmal ist es einfach nur der Stress. Ein Satz, der die einfache Gleichung „zu viele Kalorien = zu viele Pfunde" endgültig in die Mottenkiste verweist. Willkommen in meiner Praxis und der Welt der komplexen Stoffwechselfallen!

STRESS, STOFFWECHSEL UND ZUM SCHEITERN VERURTEILTES ABNEHMEN

Cortisol hat aber noch weiteren Einfluss, denn es verändert den Stoffwechsel auf fatale Weise und treibt die Gewichtszunahme voran. Besonders tückisch, ich hatte es schon mehrfach erwähnt: Es fördert gezielt die Einlagerung von Bauchfett. Der Grund dafür: Bauchfettzellen reagieren extrem empfindlich auf Cortisol und wachsen unter Stress besonders schnell. Das erklärt, warum viele Menschen in belastenden Phasen gerade am Bauch zunehmen, ohne mehr zu essen.

Ich kann es nicht oft genug wiederholen: Cortisol bremst auch die Fettverbrennung aus. Bei Dauerstress schaltet der Körper in den Hungerstoffwechsel – ein Notprogramm, das eigentlich für Nahrungsknappheit gedacht war. Die Folgen:

- **Keine Fettverbrennung mehr:** Statt Fettreserven abzubauen, zapft der Körper zuerst Kohlenhydrate und dann Muskelprotein an.
- **Muskelabbau:** Die Muskelmasse schmilzt und damit auch der wichtigste Kalorienverbraucher des Körpers.

- **Stoffwechsel auf Sparflamme:** Der Körper hält krampfhaft an Fettreserven fest, als stünde eine Hungersnot bevor.

Das Problem: weniger Muskeln = geringerer Grundumsatz.

Selbst im Ruhezustand verbrennt der Körper weniger Kalorien. Die Folgen: Abnehmen wird fast unmöglich, selbst mit Diät. Viele nehmen trotz Kalorienreduktion nicht ab, sondern nicht selten sogar zu. Frust pur also.

Eine besondere Ironie des Schicksals: Der gleiche Mechanismus tritt bei radikalen Crashdiäten auf. Der Körper interpretiert sie als Hungersnot und drosselt den Stoffwechsel. Ein Teufelskreis, der das Abnehmen immer schwerer macht.

Gleichzeitig produzieren Fettzellen selbst jede Menge entzündliche Botenstoffe, die den Körper schwer erkranken lassen und das Fettgewebe so verändern können, dass es seine Funktion als Energiespeicher einbüßen kann und nicht mehr abgebaut wird – ein weiterer Teufelskreis. Ich behaupte einfach mal ganz frech, dass Übergewicht heutzutage bei vielen Menschen weniger ein Problem von Disziplin und falschem Essen ist, sondern hauptsächlich von Stress und falscher Stressverarbeitung im Körper. Dazu gehören auch vorangegangene Krankheiten, Unfälle und Traumata. Und mit dieser Meinung stehe ich nicht allein da. Namhafte Wissenschaftler und Gehirnforscher wähne ich an meiner Seite. Bei vielen Menschen führt dann Stressessen, das kann zu viel, aber auch zu wenig essen sein, oder die falschen Zeiten zu immer größeren Gewichtsproblemen.

STRESSESSEN – KÖRPER BESIEGT WILLENSKRAFT

Leider beeinflusst Stress nicht nur unseren Stoffwechsel, sondern meist auch unser Essverhalten – und das oft auf falsche und mitunter fatale Weise. Viele kennen das vermutlich aus eigener Erfahrung: Man reagiert auf psychischen Druck mit Stressessen, greift aus Nervosität, Frust oder purer Gewohnheit häufiger zu Snacks, meist ohne es wirklich zu merken. Andere verlieren unter Stress zwar zunächst den Appetit, aber Sie wissen ja, was dann passiert: Der Körper schaltet in den Sparmodus und drosselt den Energieverbrauch. Ganz besonders häufig passiert dann Folgendes: Nach einem anstrengenden Tag sucht man Belohnung und Trost, oft gern in Form von süßen Desserts, Fast Food oder anderen kalorienreichen Lebensmitteln. Das ist kein zufälliges Verhalten, sondern biologisch gesteuert: Die Belohnungszentren im Gehirn verlangen bei Stress nach schnellen Energiequellen, die kurzfristig das Wohlbefinden heben.

Cortisol kann uns dazu verführen, mehr zu essen, aber auch weniger, dafür aber zu falschen Zeiten. So sorgt es gleichzeitig dafür, überschüssige Kalorien in Fett umzuwandeln und im Bauchbereich zu lagern. Ob diese Kalorienzahl insgesamt zu viel oder aber eigentlich wenig ist, die jedoch einfach nicht mehr adäquat verarbeitet werden kann, weil am späten Abend gegessen wird, führt in dem Fall zum gleichen Ergebnis. Ein Doppelschlag gegen die Figur: Man isst mehr oder weniger, aber viel zu spät, obwohl der Tagesbedarf nicht gegessen wurde, und der Körper speichert diese Energie besonders effektiv als Fettreserven. Kein Wunder, dass gestresste Menschen oft vergeblich gegen die Pfunde ankämpfen, selbst wenn sie Kalorien zählen oder Sport treiben.

Sie wissen nun, das ist kein Versagen, sondern Biologie: Gerät der Hormonhaushalt durch Cortisol durcheinander, wird Abnehmen zum Herkulesakt. Der Körper kämpft mit aller Macht gegen die Abnehmversuche, angetrieben von einem Hormonsystem, das auf Überleben statt auf Wohlfühlgewicht programmiert ist. Deshalb noch mal: Wer unter Dauerstress steht, dem fehlt weder der Wille noch die Konsequenz, sondern er kämpft gegen ein übermächtiges biologisches Programm, das in der modernen Welt oft gegen uns arbeitet. David gegen Goliath. Aber Sie wissen ja: Am Ende siegt David – und ich zeige Ihnen, wie auch Sie den Kampf gewinnen können.

VOM ABNEHMVERSUCH ZUR STRESSFALLE: WARUM DIÄTEN OFT DAS GEGENTEIL BEWIRKEN

Sie wissen nun, wie Cortisol Heißhunger schürt, die Fettverbrennung bremst und den Körper in einen Teufelskreis aus Stress und Gewichtszunahme treibt. Was also tun? Wie endlich die zu vielen Pfunde purzeln lassen? Da bleibt doch eigentlich nichts anderes als eine strenge Diät, oder? Um die Antwort gleich vorwegzunehmen: Nein, das funktioniert nicht. Mehr noch: In den meisten Fällen verschlimmert es das Problem. Denn was als Abnehmversuch beginnt, endet nicht selten in einem Hormonchaos, das den Stoffwechsel noch weiter aus dem Gleichgewicht bringt.

Denn strenge Diäten, radikale Kalorienrestriktion oder Modetrends wie Low Carb und Intervallfasten kann der Körper als existenzielle Bedrohung mit den bereits bekannten Folgen interpretieren: Cortisolausschüttung, Muskelabbau und Fettspeicherung. Womit wir zu den Kohlenhydraten kommen. Viele glauben, sie müssten Kohlenhydrate radikal streichen, um abzunehmen. Ein riesengroßer Fehler, weil sie genau damit ihren Stoffwechsel völlig durcheinanderbringen. Denn es ist nun mal so, dass unser Körper auf ausreichend Energie und Nährstoffe angewiesen ist, um effizient und reibungslos zu funktionieren. Und Kohlenhydrate sind dafür die zentrale Energiequelle, für das Gehirn genauso wie für die Muskeln. Wenn wir unserem Körper Kohlenhydrate entziehen, etwa durch eine Low-Carb-Ernährung, gerät der Körper in Alarmbereitschaft. Folgendes sollten Sie dazu wissen:

- Unser Gehirn benötigt täglich 130 Gramm Glucose. Wenn diese fehlt, muss es auf Notbrennstoffe wie Ketonkörper umsteigen. Das ist ein Mechanismus, der eigentlich für Hungersnöte gedacht ist.
- Die Umstellung ist belastend: Viele erleben in den ersten Tagen einer Low-Carb-Diät die sogenannte Ketogrippe mit Müdigkeit, Reizbarkeit und Kopfschmerzen. Alles eindeutige Stresssymptome.

- Hält der Mangel an, schüttet der Körper vermehrt Cortisol aus, um Glucose aus internen Reserven zu mobilisieren. Die Ihnen bekannte Folge: Muskelabbau (weil Eiweiß in Zucker umgewandelt wird) und Fettspeicherung (weil der Körper für „schlechte Zeiten" vorsorgt).

Ich spreche in diesem Zusammenhang gern vom Hungerstoffwechsel, einem Überlebensprogramm, das genau das Gegenteil von dem bewirkt, was wir wollen:

- Der Grundumsatz sinkt, weil der Körper Energie spart.
- Die Thermogenese (Wärmebildung durch Kalorienverbrauch) nimmt ab.
- Schilddrüsenhormone werden gedrosselt, der Stoffwechsel läuft auf Sparflamme.
- Jede Kalorie wird begierig als Fett gespeichert, um für die nächste „Hungersnot" gerüstet zu sein.

DER JO-JO-EFFEKT: DER KÖRPER SCHLÄGT ZURÜCK

Das Ergebnis? Trotz strenger Disziplin bleibt der Erfolg aus. Oder es kommt zum gefürchteten Jo-Jo-Effekt, sobald man wieder normal isst. Die Erklärung dafür ist einfach: Crashdiäten drosseln den Stoffwechsel und der Körper giert nach Kalorien. Jede Mahlzeit nach einer Diät wird dann effizient in Fett umgewandelt – als Vorbereitung auf die nächste „Hungersnot".

Mein Credo lautet: Nachhaltiges Abnehmen darf den Körper nicht in Alarmbereitschaft versetzen.

Glücklicherweise geht es auch anders. Es gibt clevere Alternativen, die den Stresspegel senken statt erhöhen. Eine entscheidende Rolle dabei spielen die von vielen immer noch zu Unrecht verteufelten Kohlenhydrate: Sie sollten gezielt und in gesunder Form in die tägliche Ernährung eingebaut werden, um den Stoffwechsel bei Laune zu halten und

Cortisolspitzen zu vermeiden. Was genau es mit Kohlenhydraten, Cortisol und einem entspannten Abnehmen auf sich hat, schauen wir uns im nächsten Abschnitt an.

KOHLENHYDRATE ALS CORTISOLBREMSE: WARUM DIE RICHTIGEN CARBS GEGEN STRESS HELFEN

Entgegen vielen Diätdogmen und etlichen Influencern in den sozialen Medien sind Kohlenhydrate kein Feind. Vielmehr können sie wichtige Verbündete im Kampf gegen Stress und hohe Cortisolspiegel sein. Der Schlüssel liegt in ihrer stabilisierenden Wirkung auf den Blutzucker und damit auf das Stresssystem. Denn ohne Kohlenhydrate fällt der Blutzucker und das Insulin sinkt. Als Folge schüttet der Körper Cortisol aus, um durch innere Reserven den Blutzucker zu erhöhen. Leider kann das oft mit einem Muskelabbau verbunden sein. Mit Kohlenhydraten hingegen steigt der Blutzucker und wir schütten Insulin aus. Das signalisiert dem Körper: „Alles sicher, Energie ist vorhanden!" Als Folge sinkt der Cortisolspiegel.

Vor allem morgens ist dieser Effekt ganz entscheidend: Nach dem Aufwachen ist Cortisol natürlicherweise hoch. Das hilft uns beim Aufstehen und In-die-Gänge-Kommen. Ein kohlenhydratreiches Frühstück führt dazu, dass der Cortisolspiegel schnell sinkt, und verhindert, dass der Körper Muskelprotein für die Glucoseproduktion opfert. Der Motor erhält Benzin und ist nicht gezwungen, im Notmodus zu laufen.

Studien am berühmten Massachusetts Institute of Technology (MIT) haben gezeigt, dass Kohlenhydrate die Serotoninproduktion fördern. Zur Erinnerung: Bei Serotonin handelt es sich um einen Neurotransmitter, der die Stimmung hebt, den Appetit zügelt und zur Entspannung beiträgt. Ohne Kohlenhydrate gerät diese Regulation durcheinander, es kommt zu Stress und Heißhungerattacken.

Übrigens: Auch abendliche Kohlenhydrate sind nicht zu verachten. Sie können sogar den Schlaf verbessern, da sie die Umwandlung von Serotonin in das Schlafhormon Melatonin unterstützen.

Achtung: Die Qualität entscheidet!

- Leere Kohlenhydrate (Zucker, Weißmehl) lassen den Blutzucker rasch ansteigen und abstürzen. Das treibt Cortisol wieder hoch.
- Komplexe Kohlenhydrate (Vollkorn, Gemüse, Obst) sorgen für gleichmäßige Energie und ein zufriedenes Gehirn. Es kommt nicht zum Stressalarm.

Fazit: Komplexe Kohlenhydrate sind natürliche Cortisolpuffer. Sie sorgen für stabile Blutzuckerwerte, fördern die Entspannung und verbessern den Schlaf.

ZUCKER, FETT UND DIE MACHT DES BELOHNUNGSSYSTEMS

Zum Abschluss dieses Kapitels möchte ich auf das sogenannte Belohnungssystem zu sprechen kommen. Denn Stress und Ernährung sind nicht nur über Cortisol verbunden, sondern auch über das Belohnungssystem unseres Gehirns.

Wer kennt es nicht, dieses unwiderstehliche Verlangen nach Schokolade, Chips oder Eiscreme nach einem anstrengenden Tag? Dahinter steckt reine Biochemie: Süße und fettreiche Lebensmittel aktivieren das Belohnungszentrum im Gehirn und lösen die Ausschüttung von Dopamin aus. Das ist ein Glückshormon, das uns Motivation, Lust und ein kurzfristiges Wohlgefühl schenkt. Und das Gehirn lernt schnell: Süßes und Fettiges nimmt es als Belohnung wahr und fordert genau das in Stresssituationen ein.

Interessant in diesem Zusammenhang: Zucker und Fett sprechen unterschiedliche Signalwege im Gehirn an. Zucker stimuliert vor allem die Dopamin-Ausschüttung und damit den Suchtmechanismus. Fett aktiviert zusätzliche Genussrezeptoren. Beide kombiniert, entfalten sie eine doppelte Wirkung. Mit anderen Worten: Das Gehirn wird gleich zweifach belohnt. Studien[6] zeigen, dass Lebensmittel mit beiden Zutaten, beispielsweise Schokoriegel, Kuchen oder Eiscreme, die Belohnungsareale stärker aktivieren als reine Zucker- oder reine Fettquellen. Kein

[6] pubmed.ncbi.nlm.nih.gov/36958330/

Wunder: In der Natur kommt diese Kombination kaum vor. Die einzige Ausnahme ist Muttermilch. Sie ist für Säuglinge überlebenswichtig und damit extrem belohnend. Unser Gehirn ist evolutionsbiologisch darauf geprägt, solche Energiebomben zu bevorzugen. In unserer modernen Welt mit quasi überall verfügbaren Snacks wird uns diese Prägung dann leider allzu oft zum Verhängnis.

Die Lebensmittelindustrie nutzt diese Mechanismen gezielt aus: Chips, Kekse und Schokoriegel sind perfekt designt, um maximale Belohnung auszulösen. Denn sie haben genau die richtige Mischung aus Zucker, Fett, Salz und Textur. Chipshersteller testen genau, wie knackig, salzig oder fettig ein Produkt sein muss, damit man die ganze Tüte leert. Unter Stress wird die Versuchung besonders groß, weil das Gehirn nach schnellen Stimmungsaufhellern sucht. Allerdings handelt es sich um einen äußerst kurzlebigen Effekt: Auf den Blutzuckeranstieg folgt ein rascher Abfall und damit neuer Heißhunger.

KEINE CHARAKTERSCHWÄCHE, SONDERN BIOLOGIE

Deshalb noch mal: Sollten Sie diesem Heißhunger doch einmal erliegen, ist das kein Versagen, sondern neurobiologisch begründet. Unser Gehirn ist darauf programmiert, in Stresszeiten nach schnellen Energiequellen zu suchen – ein Überbleibsel aus Zeiten, in denen wir auf Jagd oder Flucht angewiesen waren. Heute führt das dazu, dass wir im Büro oder auf der Couch zur Chipstüte greifen, obwohl keine echte Gefahr droht.

In den nächsten beiden Kapiteln erkläre ich Ihnen eine ganzheitliche Strategie, die Ihnen dabei hilft, diesen Teufelskreis zu durchbrechen: Stressbewältigung, Bewegung und ausgewogene Ernährung in Kombination.

KAPITEL **VIER**

Raus aus dem Stressstoffwechsel

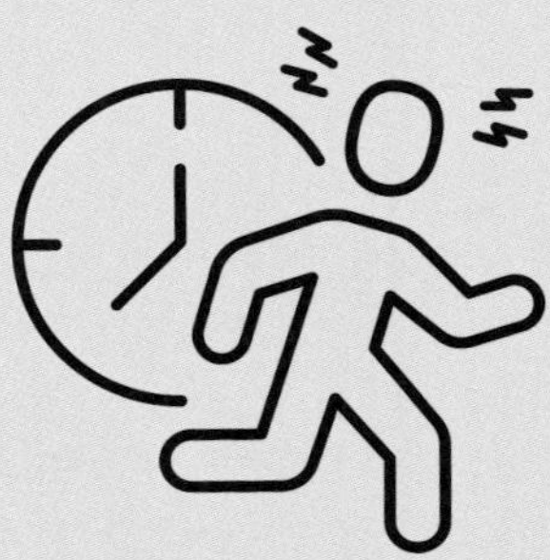

RAUS AUS DEM STRESSSTOFFWECHSEL

Unser Stoffwechsel ist das unsichtbare Kraftwerk des Lebens. Er entscheidet, ob wir voller Energie durchs Leben gehen oder ständig erschöpft sind, ob wir gut gelaunt oder gereizt sind, ob unsere Organe reibungslos funktionieren oder langsam den Dienst versagen. Der Stoffwechsel ist es auch, der einen großen Einfluss auf die Longevity hat.

Dieses hochkomplexe System wurde vor Millionen von Jahren in unsere Gene geschrieben. Es handelt sich um ein Programm, das sich seit der Steinzeit kaum verändert hat. Damals ging es ums nackte Überleben: Energie speichern, wenn Nahrung knapp war, und sie blitzschnell mobilisieren, wenn Gefahr drohte. Doch heute, in einer Welt voller Dauerstress, Ernährungsfallen und Bewegungsmangel, kann sich dieses uralte System gegen uns wenden.

In diesem Kapitel gehen wir der Frage nach: Wie entkommen wir der Stressstoffwechselfalle? Wie schaffen wir es, überschüssige Pfunde abzubauen, unser Wunschgewicht dauerhaft zu halten? Wie kann es uns gelingen, bis ins hohe Alter gesund zu bleiben? Sie wissen bereits, wie Stress den Stoffwechsel umprogrammieren kann. Jetzt geht es darum, wie Sie gegensteuern können. Denn die gute Nachricht lautet: Wir sind dem Stoffwechsel nicht hilflos ausgeliefert. Mit den richtigen Strategien – clevere Ernährung, sportliche Bewegung, guter Schlaf und gezielte Entspannung – können wir ihn wieder ins Gleichgewicht bringen. Wir müssen unserem Körper nur die Botschaft senden: „Es liegt kein Notfall vor. Du bist sicher. Du darfst wieder aufbauen statt abbauen." Ich möchte Ihnen dabei helfen, aus Ihrem gestressten Stoffwechsel ein System zu machen, das Sie stärkt, statt Sie krank zu machen.

ANABOLISMUS UND KATABOLISMUS KURZ ERKLÄRT

Um noch besser zu verstehen, was alles im Körper abläuft, möchte ich Ihnen kurz die beiden Begriffe „Anabolismus" und „Katabolismus" erklären. Stellen Sie sich den Körper als eine pulsierende Großbaustelle vor. Mal wird emsig gebaut, dann wachsen die Muskeln, Zellen reparieren und Fettdepots füllen sich. Mal herrscht Abrissstimmung, dann werden Proteine zerlegt, Fettpolster zum Schmelzen gebracht und Mineralien aus Knochen freigesetzt. Diesen Wechsel zwischen Aufbau und Abbau bezeichnet man in der Medizin als Anabolismus (Aufbau) und Katabolismus (Abbau). Was wie Chaos aussieht, ist in Wirklichkeit ein hochpräzises Orchester, dirigiert von Hormonen, Nährstoffen und vor allem auch Stress und einem nervösen Sympathikus, der wie ein ungeduldiger Projektleiter alles beschleunigen will.

Beim Anabolismus handelt es sich um den kreativen Teil des Stoffwechsels, vergleichbar mit einem guten Architekten. Er lässt aus einfachen Bausteinen komplexe Strukturen entstehen. Hier ein Überblick:

- **Muskelaufbau:** Der Körper baut Muskeln auf, indem er kleine Bausteine, die Aminosäuren, zu Muskelfasern zusammensetzt.
- **Fettreserven:** Überschüssige Energie speichert der Körper als Fett, um sie später nutzen zu können.
- **Glykogenspeicher:** Zucker aus der Nahrung wird in der Leber und in den Muskeln als Energiereserve gespeichert – eine Art Notfallvorrat für hungrige Zeiten.
- **Die Regler:** Hormone wie Insulin (der „Speichermeister"), Wachstumshormone und Testosteron geben dem Körper das Signal: „Es gibt genug Energie – baue jetzt auf!"

Damit dieser Aufbau möglichst reibungslos funktioniert, braucht der Körper, besonders das Gehirn, Energie aus Kohlenhydraten.

STOFFWECHSELBLOCKADEN DIAGNOSTIZIEREN UND ANALYSIEREN

Wenn Sie bis hierhin gelesen haben, dürfte vielleicht schon mal die Frage aufgetaucht sein, ob sich der Stoffwechsel irgendwie objektiv beurteilen lässt. Die Antwort darauf lautet: Ja, das funktioniert, und zwar mit einer

Stoffwechseldiagnostik. Mit ihr lässt sich herausfinden, wie gut der Stoffwechsel funktioniert und wie sehr er möglicherweise unter Stress leidet.

Bei der Stoffwechseldiagnostik handelt es sich um ein medizinisches Verfahren, das dazu dient, den individuellen Stoffwechsel eines Menschen zu analysieren. Es gibt Aufschluss darüber, wie der Körper Energie gewinnt – ob aus Fetten, Kohlenhydraten oder Eiweißen. Besonders wichtig ist diese Untersuchung im Kontext von Stress und Cortisol, da chronischer Stress den Stoffwechsel nun mal massiv beeinflusst. Wie Sie jetzt mehrfach gelesen haben, kann das dazu führen, dass der Körper vermehrt Glucose statt Fett verbrennt und sogar Muskelmasse abbaut, um Glucose zu gewinnen, obwohl diese eigentlich Fett verbrennen soll. Das ist ein klares Zeichen für eine gestörte Stoffwechselbalance, die oft mit einem erhöhten Cortisolspiegel einhergeht.

Eine Stoffwechseldiagnostik hilft also nicht nur, den aktuellen Zustand des Stoffwechsels zu verstehen, sondern auch dabei, Stressfaktoren zu identifizieren, die eine Gewichtsabnahme erschweren oder sogar unmöglich machen.

Im Mittelpunkt meiner Arbeit stehen seit vielen Jahren mehrere zentrale Verfahren: Laboranalysen, das Glucosemonitoring, die Herzfrequenzvariabilität, die Ruhespirometrie, die Spiroergometrie und die Bioimpedanzmessung. Mit diesen Verfahren ist es mir möglich, meinen Patientinnen und Patienten den eigenen Stoffwechsel vorzustellen, damit sie ihn anschließend unter eigene Verantwortung nehmen können.

DIE RUHESPIROMETRIE

Bei der Ruhespirometrie handelt es sich um eine Messung der Atemgase und Atemgasvolumina in Ruhe. Mit diesem Verfahren ist es möglich herauszufinden, worauf Ihr Körper als Energielieferant zurückgreift, wenn Sie entspannt sind, und bei welcher Leistung, sprich welchem Energieverbrauch, er das tut. Ein gesunder Stoffwechsel bezieht seine Energie vorrangig aus Fetten. Funktioniert der Stoffwechsel jedoch nicht optimal, greift der Körper stattdessen auf Glucose oder sogar auf

Eiweiße aus der Muskulatur zurück. Das ist das Warnsignal für mich: Es deutet auf einen hohen Stressfaktor hin, der den Stoffwechsel aus dem Gleichgewicht bringt. Manche Menschen verbrennen in diesem Zustand kaum noch Fett. Ein klares Indiz für chronischen Stress.

Ist die Stoffwechselleistung durch Stress oder Dysregulation reduziert, sinkt die Fettverbrennung, selbst wenn der Stoffwechsel technisch betrachtet normal funktioniert. Das bedeutet weniger Fettverbrennung als bei optimaler Leistungsfähigkeit. Stagnation oder sogar Zunahme des Körpergewichts selbst bei guter Fettverbrennung im Verhältnis zur reduzierten Leistung. Kurz: Ein leistungsschwacher Stoffwechsel, selbst wenn er proportional Fett verbrennt, bremst den Gewichtsverlust oder kehrt ihn um. Ein klares Zeichen für metabolische Ineffizienz, oft stressbedingt.

Hier unterscheidet man zwischen zwei Hauptphänomenen:

- **Perfekter Stoffwechsel:** gute Leistung und optimale Fettverbrennung.
- **Problematischer Stoffwechsel:** Weder Fettverbrennung noch Leistung sind optimal.

Zwischen beiden Beispielen gibt es viele Abstufungen, die immer im Kontext mit Labor, Lebensführung und Gesundheitsdaten interpretiert werden müssen.

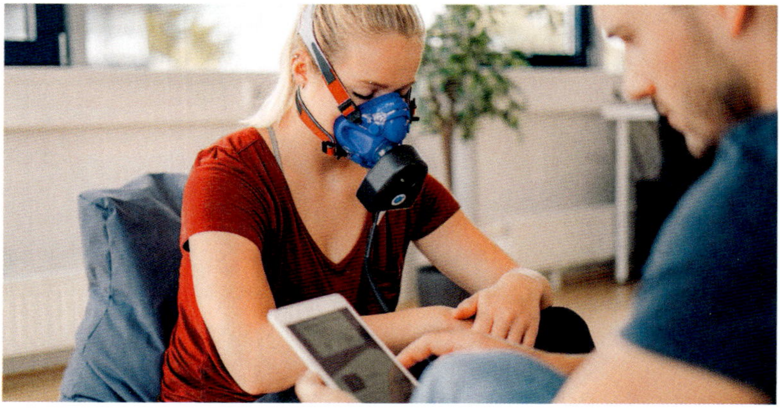

Ruhespirometrie-Messung

Perfekter Stoffwechsel
Gute Leistung und optimale Fettverbrennung.

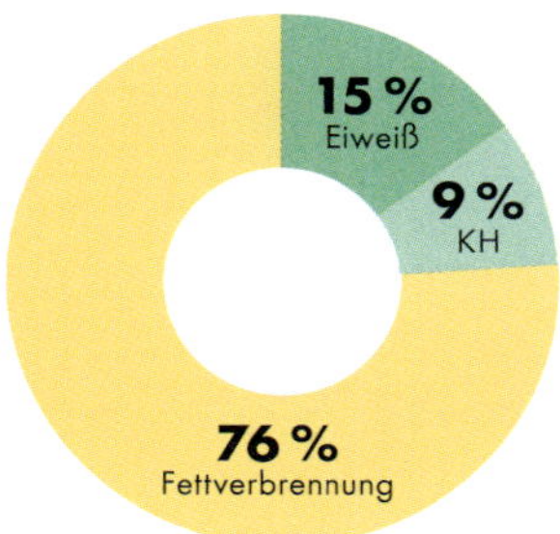

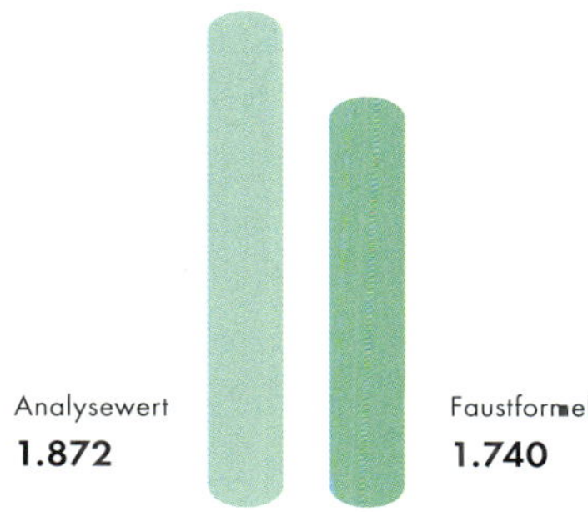

Problematischer Stoffwechsel
Weder Fettverbrennung noch Leistung sind optimal.

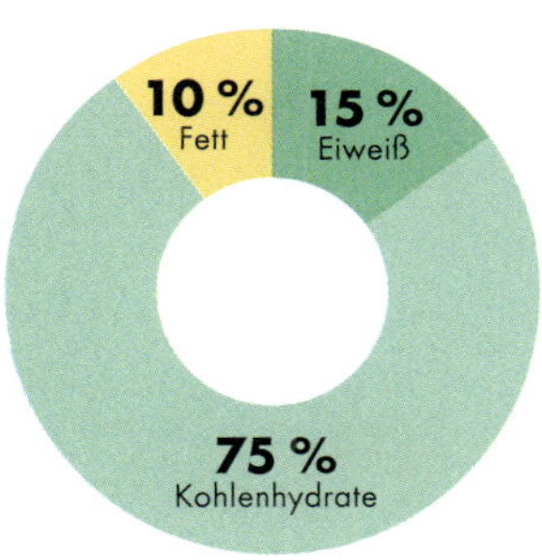

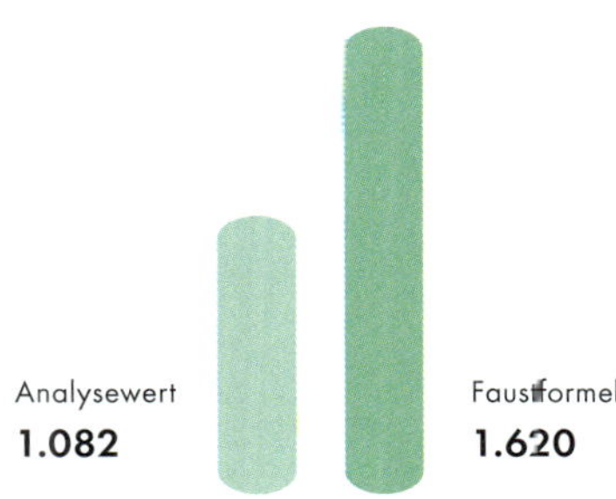

In Kombination mit all diesen wichtigen individuellen Daten und einer Bioimpedanzmessung (sie misst den Muskel- und Fettanteil), auf die ich gleich näher eingehe, lassen sich so bereits erste Ursachen für Gewichtsprobleme und Stressbelastung erkennen.

DIE SPIROERGOMETRIE: DER STOFFWECHSEL UNTER BELASTUNG

Noch besser ist, wenn zusätzlich eine Spiroergometrie durchgeführt wird. Sie ist aufwendiger, aber auch aussagekräftiger. Sie misst die Atemgase und die Herzfrequenzvariabilität, kurz HRV (gleich dazu mehr), während einer körperlichen Belastung.

Am häufigsten wird sie auf einem Fahrradergometer durchgeführt. Bei der Untersuchung tragen Sie eine Atemmaske, die mit einem Analysegerät verbunden ist. Während der Belastung wird die Intensität schrittweise gesteigert – entweder durch erhöhten Widerstand auf dem Fahrrad oder durch eine höhere Geschwindigkeit oder Steigung auf dem Laufband. Das Gerät misst dabei Ihre Atemgase, also die Sauerstoffaufnahme und die CO_2-Abgabe.

So kann man genau sehen, wie viel Milliliter Sauerstoff der Körper pro Kilogramm Körpergewicht unter Belastung verwerten kann – Parameter für die Herz-Kreislauf-Funktion, den Blutkreislauf, die Zellfunktionen. Woraus bezieht der Körper seine Energie unter körperlicher Anstrengung und ab welcher Pulsfrequenz schaltet die Fettverbrennung auf Glucoseverbrennung um? Diesen Punkt bezeichnet man als anaerobe Schwelle. Er gibt Aufschluss über den Trainingszustand, die Belastungsfähigkeit und das Stressmanagement des Körpers.

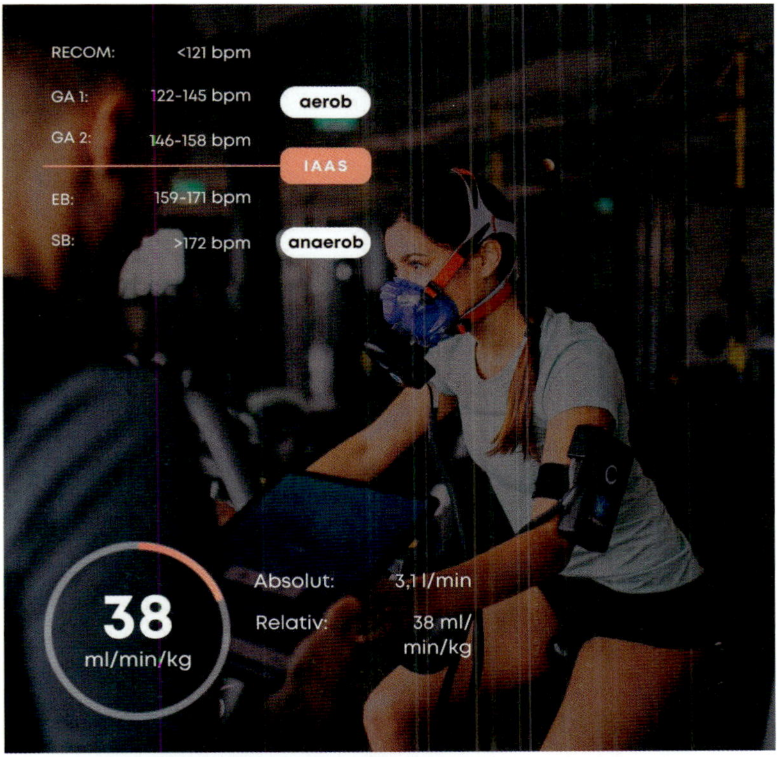

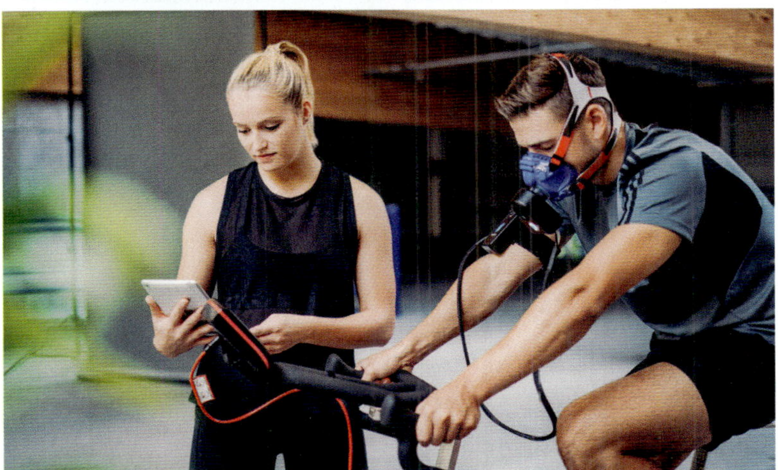

Spiroergometrie

DIE HERZFREQUENZVARIABILITÄT (HRV)

Ein weiterer wichtiger Parameter ist die zuvor schon erwähnte Herzfrequenzvariabilität (HRV). Sie misst die zeitlichen Abstände zwischen Ihren Herzschlägen. Es mag jetzt manche überraschen, aber ein gesundes Herz schlägt nicht wie ein Metronom, sondern passt den Rhythmus flexibel an Belastung, Stress und Erholung an. Dementsprechend gilt eine hohe HRV als Zeichen für ein gut funktionierendes Nervensystem und starke Stressresilienz. Eine niedrige HRV hingegen kann auf chronischen Stress, Erschöpfung oder Überlastung hindeuten.

Besonders interessant: Die Spiroergometrie zeigt auch, wie gut sich der Körper nach einer Belastung erholt. Das hilft dabei, den optimalen Pulsbereich für sportliche Bewegung zu bestimmen. Das ist für Menschen, die abnehmen möchten, eine wichtige Information. Denn nicht selten trainieren übergewichtige Menschen im falschen Pulsbereich, was dazu führt, dass sie trotz Sport nicht abnehmen oder sogar zunehmen. Mehr zur sportlichen Bewegung ab Seite 153.

WARUM ALLE WERTE WICHTIG SIND

Die Ergebnisse dieser Untersuchungen helfen jedem, der seinen Stoffwechsel verstehen und gezielt verbessern möchte. Denn Sie wissen ja: Gerade unter Stress leidet die Fähigkeit des Körpers, Fett zu verbrennen. Die Stoffwechseldiagnostik deckt diese Zusammenhänge auf und zeigt, wie man durch die richtige Bewegung und Stressreduktion den Stoffwechsel wieder ins Gleichgewicht bringen kann.

UNBEDINGT ZUSÄTZLICH RATSAM: DIE BIOIMPEDANZANALYSE

Wer seinen Stoffwechsel vollständig verstehen möchte, kommt an einer weiteren Untersuchung nicht vorbei: an der Bioimpedanzanalyse, kurz BIA. Dieses Verfahren misst den elektrischen Widerstand Ihres Körpers und gibt Aufschluss über die Zusammensetzung Ihrer Körpermasse, also wie viel Muskelmasse, Fett, Wasser und viszerales Bauchfett vorliegen. Die Messung ist ganz einfach: Sie stellen sich auf eine Waage und bekommen jeweils einen Griff in beide Hände. Die Griffe, per Kabel verbunden mit der Waage, sind wichtig, denn wenn sie fehlen, wird ausschließlich das Beinfett gemessen und damit ein völlig aussageloser Wert erzielt.

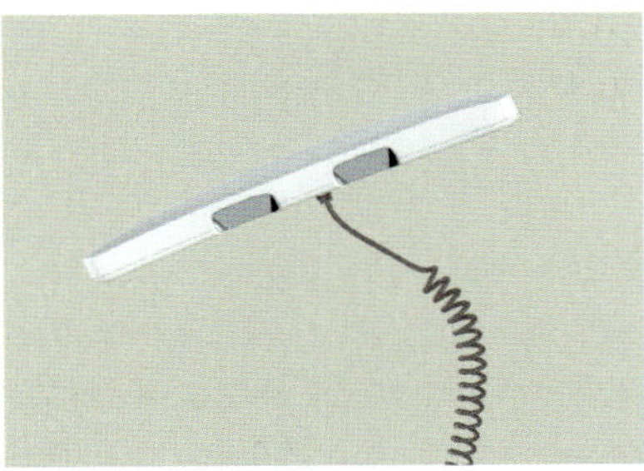

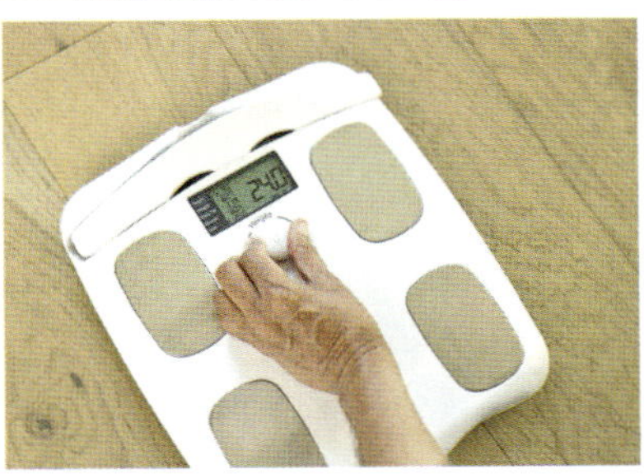

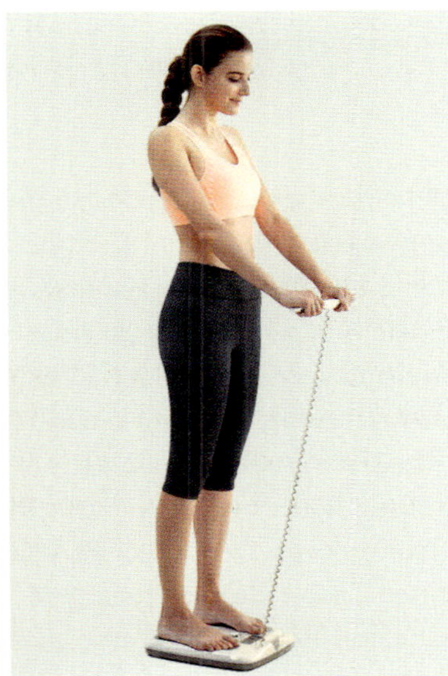

Hauswaage mit Messteil für die Arme

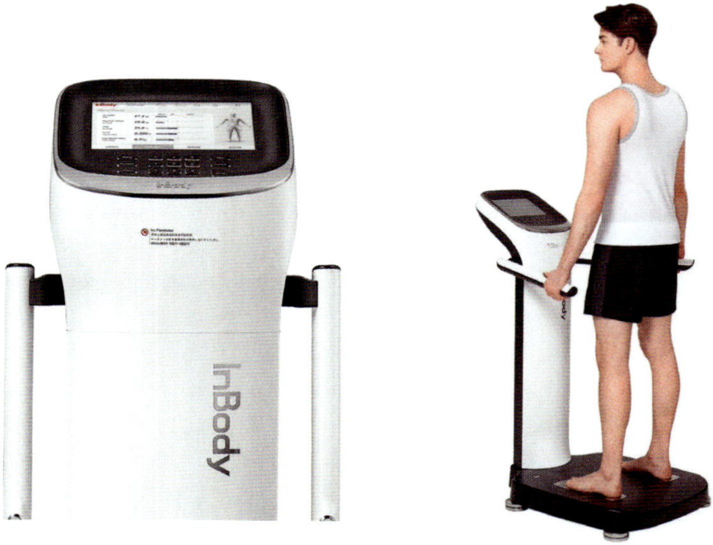

Bioimpedanzwaage

Besonders spannend ist dabei die Bestimmung des sogenannten Phasenwinkels. Das ist ein Wert, der zeigt, wie vital Ihre Zellen sind. Ein hoher Phasenwinkel (größer als 6 Prozent) deutet auf gesunde, stabile Zellen hin, während ein niedriger Wert (kleiner als 6 Prozent) auf Zellstress oder eine verminderte Vitalität hindeuten kann. Vergleichbar mit einer schrumpligen, trockenen Tomate und einer prallen, jungen.

Lassen Sie mich kurz erklären, warum ich den Phasenwinkel für so wichtig halte: Stellen Sie sich Ihren Körper mal als ein elektrisches Netzwerk vor. Der bei der BIA eingesetzte Wechselstrom fließt schnell durch unsere elektrolythaltigen Körperflüssigkeiten (intra- und extrazelluläres Wasser), wird aber an den Zellmembranen kurz abgebremst, weil diese sich wie Kondensatoren verhalten. Genau bei dieser Verzögerung handelt es sich um den Phasenwinkel. Und noch mal: **je höher dieser Wert, desto besser die Zellgesundheit.**

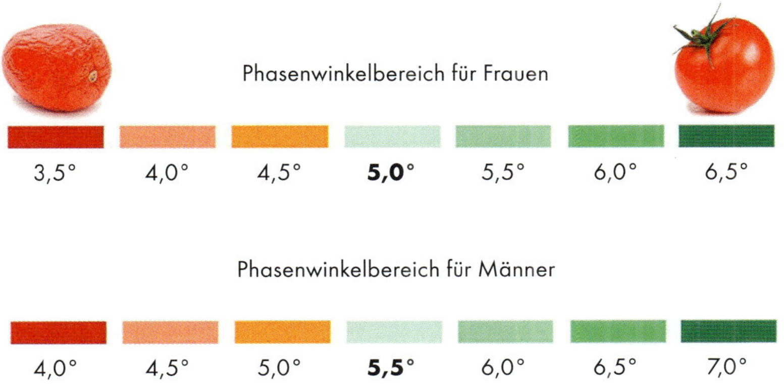

Phasenwinkel

Sollten Sie zufällig eine gute Körperfettwaage mit Handgriffen zu Hause haben, können Sie selbst Messungen vornehmen. Wichtig dabei: Die BIA reagiert auf Wasserschwankungen. Diese werden durch Ernährungsgewohnheiten und bei Frauen durch den Zyklus beeinflusst. Deshalb sollten Sie sich nur einmal pro Woche, immer am gleichen Wochentag, und zwar morgens, auf die Waage stellen. Wichtig zudem: absolut trockene Füße und eine leere Blase. So erhalten Sie vergleichbare Werte und können selbst Ihre Fortschritte dokumentieren.

WARUM SICH AUCH EINE BLUT- UND SPEICHELANALYSE LOHNT

Neben den bereits beschriebenen Untersuchungen rate ich zusätzlich zu einer Blut- und Speichelanalyse. Bei den dabei ermittelten Werten handelt es sich quasi um eine Momentaufnahme Ihres Stoffwechsels: Sie zeigt Trends, Risiken und Auffälligkeiten. Wichtig ist aber das Gesamtbild. Privat Versicherte bekommen oft umfangreichere Laboruntersuchungen als gesetzlich Versicherte. Das klingt beim ersten Hören nach einem Vorteil, doch mehr Testergebnisse sind nicht gleichbedeutend mit mehr Klarheit. Viel wichtiger ist die Einordnung im Kontext. Dazu gehören die Symptome, die Anamnese, die Medikamenten- und Stresslage sowie Schlaf, Ernährung und körperliches Training.

Wichtig zu wissen: Akuter oder chronischer Stress kann mehrere Marker verschieben. Etwa den Blutzucker – und das sogar ganz ohne Zuckerexzesse. Auch Entzündungen, Infekte oder intensives Training beeinflussen einzelne Werte. Also schauen wir uns mal die Werte an, die in Zusammenhang mit Stress, Cortisol und Übergewicht eine wichtige Rolle spielen.

Diese Werte geben Aufschluss über die Funktion ihrer Stressachse:

- **Cortisol-Tagesprofil (Speicheltest):** zeigt, ob Ihr Cortisolspiegel morgens hoch und abends niedrig ist. Ein natürlicher Rhythmus, der bei Stress gestört sein kann.
- **Schilddrüsenwerte (TSH, fT3, fT4, rT3):** Stress kann die Schilddrüse bremsen, ohne dass eine echte Erkrankung vorliegt. Der rT3-Wert verrät, ob die Schilddrüse stressbedingt gedrosselt ist.
- **Nüchternglucose und Nüchterninsulin:** Daraus lässt sich der sogenannte HOMA-Index berechnen, der frühzeitig eine Insulinresistenz anzeigt, und zwar oft lange, bevor der Blutzucker steigt.
- **Ferritin und B-Vitamine, Selen und Jod regulieren die Stressachse:** Ferritin ist der Eisenspeicher und essenziell für den Energiestoffwechsel. Magnesium und Zink sollten über Ernährungsprotokolle evaluiert werden, da das Labor nicht aussagekräftig ist. Beide

sind an unzähligen Stoffwechselprozessen beteiligt. Allein beim Magnesium kennen wir 300!

- **CRP:** ein Entzündungsmarker, der stille Entzündungen aufdeckt. Das ist bei Übergewicht und Stress besonders relevant.
- **HbA1c:** Der Langzeitzuckerwert zeigt, wie stabil der Blutzucker über Monate war. Achtung: Auch Stress kann ihn erhöhen, ohne dass eine Insulinresistenz vorliegt.

KURZE INFO ZUM HOMA-INDEX

Beim HOMA-Index handelt es sich um ein Frühwarnsystem für eine Insulinresistenz. Denn selbst, wenn der Blutzucker sich noch im grünen Bereich befindet, kann es sein, dass der Körper nicht wirklich entspannt ist. Mit dem HOMA-Index kann man das aufdecken. Er berechnet sich aus Ihrem Nüchternblutzucker und Ihrem Nüchterninsulin und zeigt an, wie gut Ihre Zellen, vor allem die Leber, auf Insulin reagieren. Bei einer schlechten Reaktion ist das ein erster Hinweis auf Stoffwechselprobleme.

WARUM LOW CARB EINE SACKGASSE IST

So, die Diagnose ist gestellt. Ihr Stoffwechsel ist gestresst, die Fettverbrennung stockt, die Insulinempfindlichkeit lässt zu wünschen übrig. Jetzt geht es darum, das Ruder herumzureißen – und das funktioniert nicht mit einer Low-Carb-Ernährung. Warum das nicht funktioniert, möchte ich Ihnen noch etwas genauer erklären. Die Hauptrolle spielt dabei unser ganz eigener Computer im Kopf.

Stellen Sie sich Ihr Gehirn als einen Hochleistungsmotor vor, der rund um die Uhr auf Premiumsprit angewiesen ist. Bei diesem Sprit handelt es sich um Glucose. Diese braucht er nicht nur hin und wieder, sondern rund um die Uhr. Pro Tag verbraucht allein das Gehirn mindestens 130 Gramm reine Glucose. Das sind sechs Scheiben Vollkornbrot oder

150 Gramm Haferflocken. Warum das so ist, wissen wir mittlerweile. Unser Gehirn kann Fette und Proteine nicht direkt verbrennen. Bei den Muskeln oder der Leber ist das anders. Sie können flexibel zwischen den unterschiedlichen Energiequellen wechseln. Doch unser Gehirn ist ein Glucosepurist. Fehlt dieser Treibstoff, gerät der gesamte Organismus unter Druck und der Körper muss zu Notfallstrategien greifen, die uns auf Dauer nicht guttun.

Bei einer kohlenhydratreichen Ernährung hingegen läuft die Energieversorgung wie ein gut gewartetes Uhrwerk. Möglich macht das die Glykolyse, also der Abbau von Glucose. Sie liefert sofort verfügbare Energie, und das sogar unter Sauerstoffmangel, also in Stresssituationen oder wenn wir sprinten. Im Sport spricht man von anaerober Energiebereitstellung.

Doch was passiert, wenn die Glucosezufuhr gedrosselt wird oder gar fehlt, so wie das bei Low-Carb- oder Keto-Diäten der Fall ist? Nun ja, der Körper schaltet um – und dieser Umstieg hat seinen Preis. Mit der sogenannten Glykoneogenese startet ein evolutionäres Überlebensprogramm. Da das Gehirn nicht direkt auf Fette oder Proteine zurückgreifen kann, bleibt unserem Körper nichts anderes übrig, er muss Glucose selbst herstellen, und zwar aus:

- **Aminosäuren** (verbunden mit Stress, oft einhergehend mit Muskelabbau)
- **Laktat** (ein Abfallprodukt der Muskelarbeit)
- **Glycerin** (aus Fettgewebe)

Problem dabei: Die Glykoneogenese ist ein äußerst energieaufwendiger und langsamer Prozess. Statt Energie zu gewinnen, verbraucht der Körper Energie. Dadurch fehlt sie anderswo:

- Der Muskelaufbau leidet, weil Proteine als Glucoselieferant zweckentfremdet werden.
- Die Hormonproduktion wird im Zusammenhang mit Energieknappheit und Stress gedrosselt (insbesondere Schilddrüsen- und Sexualhormone).

- Die Leistungsfähigkeit sinkt. Viele berichten von Müdigkeit, Konzentrationsschwäche oder sogar chronischer Erschöpfung.

Mit anderen Worten: Der Körper opfert langfristige Investitionen – Muskeln und Hormone – für kurzfristige Energie. Das ist mit einem Unternehmen vergleichbar, das seine wichtigsten Maschinen verschrottet, um die Heizung zu befeuern. Für Menschen mit gesundem Stoffwechsel, guter Fettverbrennung und Regenerationsmechanismen ist das kurz- bis mittelfristig kein Problem. Aber bei Menschen mit bereits gestörter Fettverbrennung und Übergewicht führt dieser Weg immer weiter in ein metabolisches Ungleichgewicht, das sie nicht mehr physiologisch korrekt kompensieren können.

Da kaum noch Kohlenhydrate als Nachschub bereitstehen, sinkt der Insulinspiegel. Das ruft das Cortisol auf den Plan. Es baut Muskeln ab, um an Aminosäuren für die Glucoseproduktion zu kommen. Es bremst die Schilddrüse, die den Grundumsatz reguliert. Das macht den Stoffwechsel träge und man friert schneller. Es fördert die Fetteinlagerungen am Bauch. Sie erinnern sich: ein evolutionäres Notdepot für Krisenzeiten.

Zwar kann der Körper nach einiger Zeit sogenannte Ketonkörper aus Fett produzieren, die das Gehirn als Ersatztreibstoff nutzt. Doch dieser Prozess hat entscheidende Nachteile. Fettverbrennung benötigt viel Sauerstoff und liefert deshalb vor allem bei hohen mentalen oder körperlichen Anforderungen weniger schnell verfügbare Energie. Zudem zeigen Studien, dass manche Menschen unter ketogener Ernährung mehr oxidativen Stress entwickeln können, der dann leider unsere Zellen schädigen kann. Studien zeigen, dass Leistungssportler, die eine Keto-Diät machen, bei kurzen und intensiven Belastungen bis zu 20 Prozent schneller ermüden.

Deshalb bin ich ein großer Fan einer klug komponierten, kohlenhydratreichen Ernährung. Nicht als Freifahrtschein für Nudelberge und Donuts, sondern als strategisches Werkzeug für mehr Energie, bessere Regeneration und einen Stoffwechsel, der für Sie arbeitet statt gegen Sie.

MIT DEN RICHTIGEN LEBENSMITTELN DIE CORTISOLFALLE KNACKEN

Kommen wir nun zum wichtigsten Teil dieses Buches. Sie wissen jetzt: Stress macht dick, nicht unbedingt, weil man zu viel isst, sondern weil der Körper in einem biochemischen Notfallmodus gefangen ist. Cortisol treibt sein Unwesen und sabotiert die Fettverbrennung. Gleichzeitig raubt chronischer Stress den Schlaf, stört die Verdauung und lässt Entzündungen im Körper schwelen. Die Folge? Ein Stoffwechsel, der auf Überleben statt auf Wohlfühlen programmiert ist und der jeden Diätversuch im Keim erstickt. Doch genau das wollen wir jetzt ändern. In diesem Kapitel geht es um die Strategien, die dabei helfen, diesen Kreislauf zu durchbrechen. Nicht mit radikalen Verboten oder extremem Verzicht, sondern mit einem intelligenten Mix aus Ernährung, Bewegung und mentalen Techniken, die direkt an den Stellschrauben des Stressstoffwechsels drehen. Denn unser Gehirn ist plastisch und kann sich immer wieder gut regenerieren. Auf den nächsten Seiten zeige ich Ihnen, wie eine Ernährung aussieht, die das Cortisol auf ein ausgeglichenes Level bringt, ganz ohne zu hungern, aber mit Lebensmitteln, die das Nervensystem beruhigen und den Blutzucker stabil halten. Außerdem erkläre ich Ihnen, wie Sie einfache sportliche Bewegung als Stresskiller einsetzen können. Nicht als Strafe, sondern als Werkzeug, um das Cortisol noch besser in Schach zu halten und Energie zurückzugewinnen. Und ich zeige Ihnen leicht umsetzbare Atemtechniken und Entspannungsmethoden, die binnen Minuten die Stressreaktion unterbrechen können.

VORAB WICHTIGE HINWEISE ZU DEN LEBENSMITTELN

Es gibt Lebensmittel, die nachweislich oder zumindest plausibel Cortisol bremsen, den Blutzucker stabilisieren und das Nervensystem beruhigen. Allerdings möchte ich klar differenzieren: Was ich Ihnen gleich erzähle, ist entweder solide durch Studien belegt oder logisch erklärbar, aber noch nicht ausreichend am Menschen getestet. Manches basiert auf biochemischen Mechanismen oder Beobachtungsstudien, allerdings ohne dass es bereits kausale Beweise für ihre Wirkung gibt. Warum das so ist, lässt sich leicht erklären: Im Bereich der Ernährung ist das schlichtweg nicht lückenlos durchführbar. Wir wissen nicht, wie die perfekte Ernährung für den einzelnen Menschen aussieht. Wir wissen auch nicht, welche Ernährungsform Übergewicht in jedem Fall langfristig therapiert, geschweige denn, gar nicht erst entstehen lässt. Denn am Ende entscheidet bei einem gesunden Menschen stets das Gehirn über das Körpergewicht, also ob wir Über-, Unter- oder Normalgewicht haben. Und zwar völlig unbewusst. Es hat nichts mit Willenskraft zu tun. Vielmehr handelt es sich um komplexe neurobiologische Steuerkreise, die Energieaufnahme, Energieverbrauch, Hunger, Sättigung und Stoffwechsel präzise regulieren. Das Gehirn, insbesondere der Hypothalamus, aber auch die Amygdala, der präfrontale Cortex und die Belohnungsnetzwerke, sind das Zentrum der Körpergewichtsregulation. Mit dem Willen hat das nichts zu tun.

Die Gewichtsregulation läuft über Hunger- und Sättigungssignale, die Stoffwechselrate, die Thermogenese, die körperliche Aktivität, auch die unbewusste, und über die hormonelle Rückkopplung, insbesondere über die Ihnen bereits bekannten Hormone Leptin, Insulin, Ghrelin und Cortisol.

DER KÖRPER FÜHRT NUR AUS, WAS DAS GEHIRN STEUERT

Deshalb bin ich absolute Verfechterin einer personalisierten Ernährungstherapie. Ich finde es fürchterlich, dass nach wie vor jedes Übergewichtsproblem mit Ernährungsproblemen in Verbindung gebracht wird. Ich arbeite mit einigen namhaften Forschungsexperten zusammen und promoviere an der Universitätsklinik Lübeck. Sie alle wissen um die geringe Aussagekraft von Ernährungsstudien und wie problematisch die kurzen Erhebungszeiten sind. Daher sieht man diese

Schwergewichte der Ernährungsforschung nicht laut dozierend in der Öffentlichkeit wie andere, die lückenhafte Studien nur zu ihrem eigenen Vorteil hoch- und runterbeten und sagen, wie es geht. Wer das tut und viel Aufmerksamkeit bekommt, weiß leider oft nicht, wovon er redet, und hat definitiv keine Betroffenen langfristig erfolgreich behandelt. Denn wem das gelingt, der ist demütig und brüstet sich nicht laut mit Erfolgen. Er kennt auch Misserfolge und weiß, wie komplex und differenziert das Thema „Stoffwechsel und Gewicht" ist. Wer seinen medizinischen Hintergrund ausnutzt und behauptet, Fake News von Wahrheiten unterscheiden zu können, ist genauso unseriös und ebenso überheblich wie die Quellen, die er für seine Selbstdarstellung nutzt.

In der Ernährungstherapie können wir hauptsächlich auf Korrelationen, wiederkehrende Beobachtungen aus den erhobenen Daten und unsere Praxiserfahrungen zurückgreifen. Genau das mache ich hier. Ich greife auf meine Erfahrungen aus 20 Jahren Ernährungstherapie und 17.000 persönlich behandelten Patienten zurück. Und man muss ganz klar unterscheiden, ob man Nahrungsmittel im Zusammenhang mit Übergewicht bewertet und empfiehlt und/oder aus gesundheitlichen Aspekten.

DIE ERNÄHRUNG ALS STRESSTHERMOSTAT

Es ist kein Geheimnis, wissenschaftlich bewiesen und in diesem Buch schon mehrfach erwähnt: Ernährung lässt den Blutzuckerspiegel in die Höhe schnellen und wieder sinken. Das ist völlig in Ordnung, hat seine biochemische Berechtigung und kann von einem gesunden Stoffwechsel hervorragend gemeistert werden. Problematisch wird es, wenn der Blutzuckerspiegel sogenannte Spitzen erreicht, die im Stoffwechsel das Entzündungssystem aktivieren sowie freie Radikale bilden, und wenn diese hohen Blutzuckerspiegel nicht mehr in gesunden Zeitintervallen normalisiert werden, sondern entweder zu lange hoch bleiben oder zu schnell wieder absinken. Bei Insulinresistenz kann es aufgrund vieler ineinandergreifender Stoffwechselwege zu extremen Schwankungen kommen.

Diese unnormalen Schwankungen lösen im Körper einen Gegenregulationsmechanismus aus: Er schüttet Adrenalin und Cortisol aus, um den Blutzucker zu stabilisieren. Leider hat das eine Kehrseite. Man fühlt sich unruhig, baut Muskelproteine ab, leidet unter Energietiefs und vor allem hat man schnell wieder neuen Hunger. Mit anderen Worten: Es kommt zu dem bereits ausführlich beschriebenen Teufelskreis, der Stress auslöst und den Stoffwechsel belastet. Somit ist auch klar, dass Blutzucker nicht nur durch die Ernährung entsteht. Etwas, was ebenfalls völlig falsch und damit unwissend von vielen sogenannten Experten deklariert wird, damit ihre Ratschläge gehört und – viel schlimmer – ihre Produkte gekauft werden, die oftmals gesundheitsschädlich sind. Zucker hat, neben der Ernährung, viele Entstehungswege in unserem Körper und deshalb kann man auch mit Low Carb eine Insulinresistenz oder gefährlich hohe Blutzuckerspiegel aufbauen, wenn viele Mechanismen gleichzeitig greifen.

Ziel unserer Ernährungstherapie ist, über den Tag möglichst stabile Blutzuckerverläufe zu erreichen, damit sich das Gehirn wie von einem Fließband kontinuierlich Glucose holen kann und nicht in eine Stresssituation gerät. Denn auch wenn dann Stress aufgrund äußerer Begebenheiten entsteht und kurzzeitig mehr Glucose vom Gehirn angefordert wird, fallen diese Stresshormonspitzen und damit die Gegenregulationen nicht so krass aus, da eine kontinuierliche Gabe vorhanden ist. Denn nur so ist es möglich, das Nerven- und Hormonsystem zu entlasten und zu beruhigen.

Außerdem will ich Ihnen auf den nächsten Seiten mit Tipps helfen, Ihren Darm-Hirn-Dialog zu optimieren. Dabei spielt das Mikrobiom eine besondere Rolle. Beim Mikrobiom handelt es sich um die Gesamtheit der Darmbakterien. Es kommuniziert mit dem Gehirn über den Vagusnerv. Dieser sendet deutlich mehr Signale vom Darm zum Gehirn als andersrum, da er viermal so viele aufsteigende Fasern als absteigende Fasern hat.

Hinzu kommt, dass das Mikrobiom direkte Signale über Immunbotenstoffe sendet, die Entzündungen bremsen oder fördern können. Und es wirkt über kurzkettige Fettsäuren, SCFA genannt. Dabei handelt es sich um Stoffwechselendprodukte der Darmbakterien. Ballaststoffreiche Ernährung dient diesen Bakterien dabei als Nahrung. Ein gestörtes Mikrobiom fördert stille Entzündungen und macht stressanfälliger. Unser Ziel ist, viele unterschiedliche gute Darmbakterien zu bilden, die beruhigende Signale senden.

Zudem möchte ich Ihnen zeigen, wie Sie die Neurochemie in Ihrem Körper positiv beeinflussen können. Faszinierend ist, dass die wichtigsten Botenstoffe des Gehirns auch im Darm aktiv sind und dort produziert werden und über den Vagusnerv dem Gehirn Nachrichten senden. Allerdings gelangen diese im Darm gebildeten Botenstoffe kaum ins Gehirn, sondern gehören zum Darm. Im Gehirn selbst werden diese von den Nervenzellen selbst produziert. Im Darm hingegen entstehen sie aus Nährstoffen und das ist entscheidend. Die drei wichtigsten für Schlaf-/Stress- und Stimmungsregulation sind: der Wohlfühlbotenstoff Serotonin, der aus der Aminosäure Tryptophan entsteht. Das beruhigende GABA. GABA steht für Gamma-Aminobuttersäure und ist der wichtigste hemmende (Fachbegriff: inhibitorische) Neurotransmitter im Zentralnervensystem. Es wird aus Glutamat gebildet und dafür braucht der Körper insbesondere Vitamin B_6 und Magnesium. Und drittens Melatonin, das berühmte Schlafhormon, hergestellt aus Serotonin.

Ich weiß, das klingt erst mal sehr komplex, aber das ist es nicht. Es geht auch nicht um Verbote, sondern um kluge Kombinationen. Ich stelle Ihnen einen Baukasten zusammen, der Ihnen dabei hilft, auf stressresistente Ernährung umzustellen.

MIT KOMPLEXEN KOHLENHYDRATEN DEN BLUTZUCKER STABILISIEREN

Sie haben es längst mitbekommen: Ich bin ein Kohlenhydratfan. Allerdings müssen es die richtigen Kohlenhydrate sein. Weitestgehend verzichten sollten Sie auf alles, was mit einem hohen Weißmehlanteil zubereitet wurde. Dazu gehören weiße Brötchen und Brote, viele Teig- und

Backwaren sowie Snacks und etliche Fertigteige. Einen ganz großen Bogen sollten Sie auch um Softdrinks machen: Sie stecken voller Einfachzucker und – noch schlimmer – sind oftmals voll mit dem noch süßeren Fruchtzucker. Beides wird deutlich schneller in reines Körperfett umgewandelt als komplexe Kohlenhydrate. Beide Lebensmittelgruppen wirken auf Ihren Stoffwechsel wie der Ihnen bereits bestens bekannte Weckruf: Der Blutzucker steigt durch den Einfachzucker schnell an und fällt oft genauso schnell wieder ab. Adrenalin und Cortisol werden freigesetzt und schicken einen ins Energieloch. Dazu zählen auch die Energydrinks, die aus einer Kombination aus Koffein und Zucker bestehen.

Fruchtzucker ist noch heimtückischer. Er lässt den Blutzucker gar nicht ansteigen, weil er insulinunabhängig verstoffwechselt wird. Fruchtzucker wird sofort zur Leber geleitet und dort vorrangig in Leberfett umgewandelt. Damit ist er gefährlicher als der einfache Zucker. Bei einem gesunden Stoffwechsel kann diese Fructose zum einen später in Glucose umgewandelt werden oder bei der Fettverbrennung ebenfalls in Energie. Wenn man aber eine Fettverbrennungsstörung und eine Fettansammlung in der Leber hat, kommt die Fructose dort nicht mehr so schnell heraus. Dabei handelt es sich ebenfalls um einen Stoffwechsel, den viele Menschen aber gar nicht kennen.

Mit Haferflocken, Vollkornbrot, Pellkartoffeln, Vollkornnudeln, Vollkornreis, Hülsenfrüchten und buntem Gemüse kann das nicht passieren. Sie sind eine effektive Waffe gegen die Blutzuckerachterbahn. Sie liefern vor allem komplexe Kohlenhydrate, das sind lange Ketten aus Glucosebausteinen, die vor allem der Dünndarm und der Zwölffingerdarm Schritt für Schritt aufschlüsseln müssen und dadurch langsamer verdaut werden. Das hat zwei Vorteile: Der Blutzucker steigt nach dem Essen weder steil an, noch fällt er rasant ab. Dadurch bleibt die Energie stabiler, Heißhunger bleibt aus und der Körper ist nicht gezwungen, Cortisol als Gegenregulation auszuschütten. Kurz: Wer auf komplexe Kohlenhydrate setzt, beruhigt seine innere Achterbahn.

Mindestens genauso wichtig sind die in Vollkornprodukten, Hülsenfrüchten und buntem Gemüse zuhauf enthaltenen Ballaststoffe. Das sind unverdauliche Pflanzenbestandteile, die den Magen-Darm-Trakt passieren, das Mikrobiom füttern, zu den gesunden Postbiotikern führen und so für eine gesunde Darmflora sorgen. Wie kurz zuvor schon erklärt, steht unser Darm über die Darm-Hirn-Achse in ständigem Austausch mit dem Computer in unserem Kopf. Ballaststoffe sorgen für die wichtigen beruhigenden Signale. Hinzu kommt, dass auch die Serotoninproduktion indirekt profitiert. Sie erinnern sich: Serotonin ist ein Botenstoff, der Stimmung, Appetit und Schlaf positiv beeinflusst. Ein großer Teil seiner Vorstufen entsteht im Darmmilieu.

DAS GANZE KORN ALS ENTSCHEIDENDER VORTEIL

Was heißt das nun praktisch? Beginnen wir mit den komplexen Kohlenhydraten. Der große Vorteil von Vollkorn: Es bringt das ganze Korn auf den Teller, mit Schale und Keimling. Die darin enthaltenen Ballaststoffe wirken wie ein natürlicher Puffer: Sie verlangsamen die Magenentleerung und die Kohlenhydrataufnahme. Energie und Sättigung bleiben länger stabil. Der Körper hat also keine Gründe, Stresshormone auszuschütten.

Die in Vollkornlebensmitteln enthaltenen Ballaststoffe füttern zudem das Mikrobiom. Unsere Darmbakterien bilden daraus die kurz zuvor schon beschriebenen kurzkettigen Fettsäuren namens SCFA. Sie nähren die Darmschleimhaut, dämpfen schwelende Entzündungen und wirken beruhigend auf das Nervensystem. Der Keimling ist darüber hinaus ein echtes Nährstoffpaket: reich an Magnesium (unterstützt Nerven und Muskeln), B-Vitaminen (wichtig für Energiegewinnung und Stressresistenz) sowie Antioxidantien wie Vitamin E (fangen oxidativen Stress ab).

Regelmäßig auf dem Teller sollte vor allem Hafer landen, egal, ob als Porridge oder Müsli. Ideal zum Frühstück. Er liefert besonders sogenannte Betaglucane. Das ist eine spezielle Form löslicher Ballaststoffe, die auch in Gerste reichlich vorhanden ist. Sie bilden im Darm so etwas wie eine zähflüssige Gelschicht. Diese verlangsamt die Magenentleerung und die Aufnahme von Zucker aus dem Darm ins Blut. Dadurch steigt der Blutzucker nach dem Essen nicht so steil an und fällt auch nicht so schnell wieder ab. Die Kurve flacht ab und wird gleichmäßiger. Das führt zu weniger Heißhunger und gleichmäßigerer Energiebereitstellung sowie zu einer deutlich abgeschwächten Gegenregulation durch Stresshormone. Schon eine Portion Haferflocken oder Gerste (etwa 50 bis 80 Gramm) liefert ausreichend Betaglucane.

Tipp: Die Kombination mit Eiweiß (Joghurt) und gesunden Fetten (Nüsse) verstärkt diesen Effekt. Aber ganz wichtig: Auch gutes Vollkornbrot spielt eine entscheidende Rolle.

Schauen wir uns das mal genauer an. 100 Gramm Haferflocken haben circa 60 Gramm Kohlenhydrate, Vollkornbrot nur 40 bis 50 Gramm. Allerdings ist es so, dass die Kohlenhydrate der Haferflocken nicht vollständig aufgespalten werden und der größte Teil der fermentierten Stärke und der Ballaststoffe nicht resorbiert wird. Brot hat zwar weniger Kohlenhydrate, diese werden aber durch den Backvorgang deutlich besser aufgeschlossen. So gelangen viel mehr Kohlenhydrate ins System. In meiner Praxistätigkeit sehe ich immer wieder, dass der Stoffwechsel nur mit Haferflocken allein morgens nicht in die Gänge kommt, da die resorbierte Energie einfach zu niedrig ist. Folge: Der Stoffwechsel bleibt tagsüber im Schongang. Deshalb essen meine Patienten morgens auch nie 180 Gramm pur aus Haferflocken, sondern nur maximal 80, um den Körper optimal mit Glucanen zu versorgen. Dafür aber zusätzlich mindestens 100 Gramm Brot. Haferflocken machen durch ihre Quellen wunderbar satt und verlangsamen die Magenentleerung, aber sie versorgen einen sparsamen, langsamen Körper morgens nicht ausreichend mit Kohlenhydraten. Deshalb reichen sie allein bei übergewichtigen Menschen mit Fettverbrennungsstörung nicht aus. Spannend, nicht wahr?

HÜLSENFRÜCHTE, DIE ENERGIEBOOSTER

Hülsenfrüchte wie Linsen, Bohnen und Kichererbsen kombinieren komplexe Kohlenhydrate mit pflanzlichem Eiweiß und liefern so gleich einen Doppelschlag für stabile Energie. Außerdem bringen sie reichlich

Ballaststoffe mit, darunter lösliche Fasern und resistente Stärke. Beides verlangsamt die Zuckeraufnahme, macht lange satt und füttert das Mikrobiom. Darmbakterien stellen aus den Ballaststoffen zudem kurzkettige Fettsäuren wie Butyrat her. Diese stärken die Darmwand und dämpfen Entzündungen. Vor allem bewirkt Butyrat wahre Wunder im Gehirn, und zwar direkt in den Nervenzellen. Es passiert die Hirnschranke, pflegt die Gehirnzellen, wirkt entzündungshemmend und stressmodulierend. Von dieser kurzkettigen Fettsäure werden wir zukünftig sicher noch viel mehr hören. Ihr glykämischer Index ist niedrig bis moderat. Das lässt den Blutzucker nach dem Essen sanfter ansteigen und verhindert ebenfalls Heißhunger.

Aus ernährungsphysiologischer Sicht punkten Hülsenfrüchte mit Folat, Eisen, Magnesium, Kalium und sekundären Pflanzenstoffen. Außerdem sind sie reich an Lysin. Dabei handelt es sich um eine essenzielle Aminosäure, also einen Proteinbaustein, den der Körper nicht selbst herstellen kann. Er braucht sie für Muskelaufbau, Kollagenbildung und die Calciumaufnahme. In Kombination mit Getreide, etwas Vollkornreis und Bohnen oder Vollkornbrot und Hummus entsteht eine sehr hochwertige Aminosäurebilanz.

Zur Erklärung: Eine hochwertige Aminosäurebilanz bedeutet, dass eine Mahlzeit alle essenziellen Aminosäuren in ausreichender Menge und im passenden Verhältnis liefert. Das ist für die Proteinsynthese und damit für den Muskelaufbau sowie für die Regeneration und die Bildung von Enzymen und Hormonen wichtig. Zusätzlich zeigen Studien, dass sie helfen, das „böse“ LDL-Cholesterin zu senken – das ist gut für das Herz-Kreislauf-System.

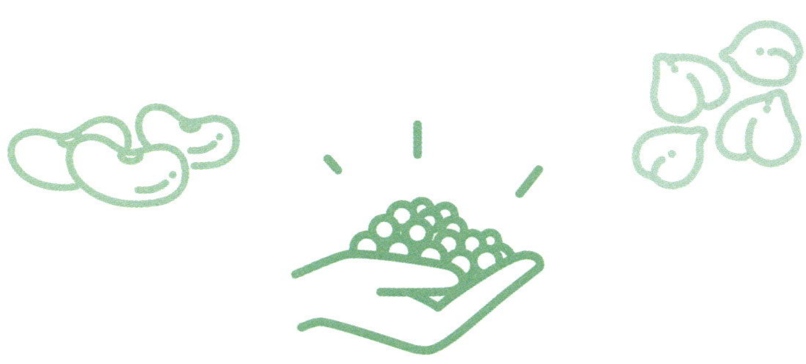

Plädoyer für Hülsenfrüchte

Zu den Hülsenfrüchten ein kurzer und interessanter Ausflug in meinen Praxisalltag. Entweder lieben meine Patienten Hülsenfrüchte oder sie lehnen sie völlig ab, weil sie blähen oder weil sie sie nicht gut vertragen. Ich kann nur vorsichtig dafür plädieren, Hülsenfrüchte immer mal wieder in unterschiedlichen Varianten auszuprobieren; oftmals unterscheidet sich die Verträglichkeit mit der Zubereitung. Denn Hülsenfrüchte sind wahre Wunderwaffen für die Gesundheit. Kaum ein Nahrungsmittel vereint so viele geniale Bestandteile. Manchmal muss sich der Körper auch wieder an Hülsenfrüchte gewöhnen, wenn man sie lange gemieden hat, und es rumort nur anfänglich etwas. Haben Sie Geduld, sie zahlt sich definitiv aus.

GEMÜSE – DIE BUNTE UND GESUNDE BASIS

Natürlich darf Gemüse nicht fehlen. Als Basis liefert es viel Volumen, ist reich an Ballaststoffen, Vitaminen und sekundären Pflanzenstoffen, die Entzündungen dämpfen können. Sie sind ebenfalls genial, vergleichbar mit einer großen Apotheke in Pflanzenform. Sie aktivieren Schutzsysteme, bremsen Entzündungen aus, modulieren Hormone oder wirken antioxidativ, ohne wie Medikamente hart einzugreifen. Man kann ohne Übertreibung sagen, dass sekundäre Pflanzenstoffe unsere Zellen trainieren, gesund zu bleiben.

Noch spannender: Bestimmte Gemüsesorten liefern funktionelle Extras:

- **Blattgemüse** wie Rucola und Spinat sind natürliche Nitratquellen, aus denen der Körper Stickstoffmonoxid (NO) bildet. Das ist gut für die Gefäße und kann die Leistungsfähigkeit verbessern.
- **Kreuzblütler** wie Brokkoli, Kohl und Rosenkohl bringen Glucosinolate wie Sulforaphan mit, die Entgiftungsenzyme ankurbeln.
- **Zwiebeln und Knoblauch** liefern Quercetin und Schwefelverbindungen, die gut für die Gefäße und das Immunsystem sind.
- **Farbstoffe wie Betacarotin,** die zuhauf in Möhren zu finden sind, Lutein und Zeaxanthin in Grünkohl sowie das Lycopin in Tomaten wirken antioxidativ.

Nicht zu unterschätzen sind zudem die in manchen Gemüsesorten enthaltenen präbiotischen Fasern wie Inulin. Sie stecken in Chicorée, Topinambur sowie Zwiebeln und füttern die guten Bakterien. Aus den Fasern entstehen die schon mehrfach erwähnten kurzkettigen Fettsäuren, die die Darmwand und das Gehirn stärken.

Wichtig ist allerdings die richtige Zubereitung. Am besten ist es, Gemüse kurz zu dämpfen, um die Vitamine zu erhalten. Schon ein kleiner Schuss hochwertiges Öl erhöht die Aufnahme fettlöslicher Stoffe, allen voran das Lycopin aus Tomaten und die Carotinoide aus Möhren.

Extratipp: Gutes, gründliches Kauen trägt zur besseren Sättigung bei. Übrigens ist Tiefkühlgemüse eine vollwertige und nährstoffschonende Alternative.

BEEREN STATT BANANE – DAS RICHTIGE OBST BEI DAUERSTRESS

Es mag jetzt vielleicht manche überraschen, aber provokant könnte man sagen: Wer ausreichend buntes und frisches Gemüse isst, braucht kein Obst. Gemüse liefert Vitamine, Mineralstoffe und Ballaststoffe in Hülle und Fülle. Aber Obst schmeckt ja nun mal richtig gut. Und nicht nur das, es macht auch satt und hilft gegen Süßhunger. Problematisch wird es nur unter Dauerstress. Ein ständig gestresster Körper, vor allem, wenn schon zu viel Bauchfett da ist, reagiert sehr empfindlich auf große Zuckermengen. Obstsorten mit viel Fructose wie Banane, Traube, Mango, Ananas oder Trockenfrüchte können die Leber zusätzlich belasten, das Bauchfett weiter fördern und durch schnelle Zuckerfreisetzung für heftige Blutzuckerschwankungen sorgen.

Deshalb ist es besser, auf das richtige Obst zu setzen. Zu den smarten und damit empfehlenswerten Früchten gehören Beeren (Heidelbeeren, Himbeeren, Brombeeren, Erdbeeren), aber auch Äpfel, Birnen und Zitrusfrüchte. Sie bringen Vitamine, Mineralstoffe, Pektine und viele sekundäre Pflanzenstoffe mit – und genau die wirken antioxidativ, halten den Blutzucker stabil, dämpfen stille Entzündungen und schützen Nervenstrukturen. Alles Punkte, die bei chronisch erhöhtem Cortisol extrem wertvoll sind.

BITTE DAS EIWEISS NICHT UNTERSCHÄTZEN

Das Wichtigste vorab: Eiweiß ist nicht nur „irgendwas mit Muskeln", es ist ein überlebenswichtiger Baustoff. Leider weiß ich aus meiner täglichen Praxisarbeit, dass die meisten Menschen viel zu wenig Eiweiß essen. Das gilt besonders für die, die gestresst sind, schlecht schlafen, schnell zunehmen und/oder trotz Diät nicht abnehmen. Das größte Problem dabei: Genau diese gestressten Menschen bauen durch den Stress Muskulatur ab. Das ist fatal, denn weniger Muskelmasse bedeutet auch weniger Grundumsatz, weniger Stabilität, weniger Kraft im Alltag. Wer dauerhaft zu wenig Eiweiß isst, tut sich keinen Gefallen. Deshalb ist es so wichtig, auf eine ausreichende Zufuhr zu achten.

Unglücklicherweise kursieren rund um das Thema „Eiweiß" viele Falschinformationen und die Menschen sind verunsichert. Die einen behaupten, viel Eiweiß sei schlecht für die Nieren. Die anderen verkaufen High-Protein-Produkte und bewerben sie als Fettverbrennungswunder. Sie lassen die Leute dann Shakes mit 60 Gramm Eiweiß in sich hineinschütten, obwohl sie kaum vom Schreibtisch aufstehen und ihre

Bewegungsbudgets im Mikrobereich liegen. Beides ist aber ziemlicher Quatsch. Wichtig ist es herauszufinden, wie viel Eiweiß man wirklich braucht. Und das ist vom Körper, vom Stresslevel, vom Gewicht und vom Aktivitätsniveau abhängig.

Die nüchterne Faustregel sieht wie folgt aus:

- Das absolute Minimum liegt bei etwa täglich 0,8 Gramm Eiweiß pro Kilogramm Körpergewicht. Das ist aber auch wirklich die unterste Grenze. Da sind keine Reserven drin.
- Für gesunde Erwachsene, die sich normal bewegen, sind täglich eher 1,0 bis 1,2 Gramm pro Kilogramm Körpergewicht sinnvoll.
- Wer Sport treibt, im Alltag körperlich gefordert ist oder unter dauerhaftem Stress steht, landet sogar eher bei täglich 1,2 bis 1,6 Gramm pro Kilogramm Körpergewicht.
- Menschen mit Übergewicht (vor allem jene mit Bauchfett) oder beginnendem Muskelabbau (Sarkopenie) brauchen häufig noch mehr: Sie sollten vorübergehend täglich 1,6 bis 2,0 Gramm pro Kilogramm Körpergewicht essen, um Muskulatur zu schützen oder aufzubauen.

Wichtig: Das sind Richtwerte. Ich schaue mir immer den Gesamtzustand an. Wie schwer ist die Person? Hat sie Vorerkrankungen? Wie viel bewegt sie sich wirklich?

Die Frage, die sich dann stellt, ist, wie man den Eiweißbedarf am besten decken kann. Zu den klassischen tierischen Eiweißquellen zählen mageres Fleisch und Fisch, Eier, Käse, Quark, Skyr und Joghurt. Gute pflanzliche Eiweißlieferanten sind Hülsenfrüchte, Nüsse, Quinoa, Amaranth, Buchweizen, Hafer sowie Tofu, Tempeh und Seitan.

Klingt so, als sei es kein Problem den Bedarf zu decken, die Auswahl ist ja groß genug. Doch ganz so einfach ist es dann doch nicht: Immer mehr Menschen wollen aus Umwelt- oder Ethikgründen kaum noch oder gar kein Fleisch oder keinen Fisch mehr essen. Manche vertragen Milchprodukte schlecht. Andere bekommen von Bohnen Bauchschmerzen. Und Tofu ist für viele geschmacklich keine Alternative. Dafür habe ich volles Verständnis. Das Ergebnis ist aber, dass selbst Menschen, die sich ansonsten gesund ernähren, in einen massiven Eiweißmangel rutschen können. Sie wundern sich dann, warum das Gewicht stagniert, der Körper sich immer weicher und wabbeliger anfühlt – und das, obwohl sie weniger essen. Die Erklärung: Zu wenig Eiweiß wirkt wie ein echter Bremsklotz beim Abnehmen und ist nicht selten sogar ein Grund für eine weitere Gewichtszunahme.

Deshalb rechne ich für jede Person individuell aus, wie viele Gramm Eiweiß pro Tag sinnvoll wären. Danach schauen wir gemeinsam, wie sie diese Menge realistisch schafft. Und an diesem Punkt habe ich überhaupt kein Problem damit, Eiweiß in Form eines guten Pulvers zu empfehlen. Im Gegenteil.

Allerdings beachte ich dabei ein paar Dinge: Das Eiweißpulver sollte geschmacksneutral sein, keinen Zucker und auch keinen Süßstoff enthalten und von einem seriösen Hersteller stammen. Gute Erfahrungen habe ich mit reinen Isolaten aus Molke gemacht – im Handel unter dem Namen „Whey Isolat" zu finden. Zudem gibt es gute pflanzliche Varianten aus Erbsen, Reis oder Hanf. Diese Pulver lösen sich gut auf, klumpen nicht und liefern hochwertiges Eiweiß pro Portion. Weiterer Vorteil: Man kann sie unauffällig in ganz normales Essen mischen – in Quark, Joghurt, Suppen, Saucen.

Fazit: Ausreichend Eiweiß zu essen ist kein Privileg für Bodybuilder. Es gehört für Ihren Stoffwechsel, Ihre Muskulatur und Ihren Alltag zur Basisgesundheit. Wer es über die normale Ernährung nicht schafft, den Bedarf zu decken, kann ein reines Proteinpulver nehmen. Da es sich hierbei um ein Nahrungsergänzungsmittel handelt, sollte man sich vorab selbstverantwortlich über den Hersteller informieren.

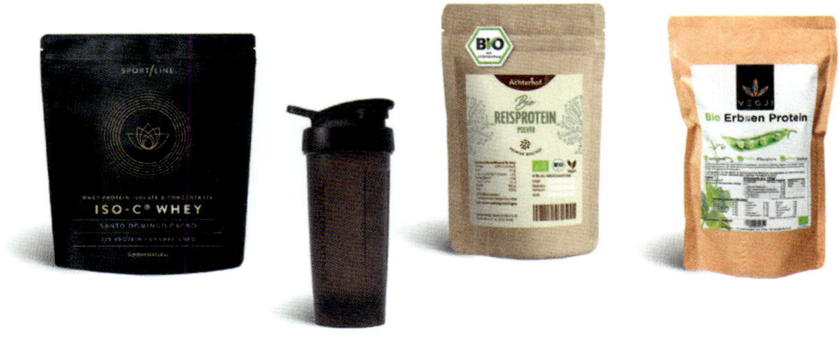

Lebensmittel mit Tryptophan

Hülsenfrüchte, Kürbiskerne, Soja- und Milchprodukte sowie Geflügel und Eier liefern reichlich Tryptophan. Dabei handelt es sich um eine essenzielle Aminosäure und die Vorstufe von Serotonin und Melatonin. Mit einem Plus an Tryptophan in der Ernährung ist es leichter möglich, Stimmung, Schlafqualität und Stressreaktion auszubalancieren. Entscheidend ist dabei nicht nur die Menge, sondern der Weg ins Gehirn. Tryptophan muss die Blut-Hirn-Schranke überwinden. Dabei konkurriert es aber mit anderen großen Aminosäuren, kurz LNAAs. Doch es gibt auch hier einen Trick. Komplexe Kohlenhydrate, wie sie in Hafer, Vollkornprodukten und Hülsenfrüchten enthalten sind, erhöhen durch Insulin die Aufnahme dieser Konkurrenz-Aminosäuren in die Muskulatur. Dadurch verbessert sich das Tryptophan-LNAA-Verhältnis im Blut und erleichtert Tryptophan den Weg ins Gehirn. Die Folge: Der Körper kann tagsüber leichter Serotonin bilden und abends Melatonin als Schlafhormon herstellen.

TIPP Setzen Sie auch hier auf Kombinationen. Das können sein: Naturjoghurt mit Haferflocken und Kürbiskernen, Vollkornbrot mit Ei, Linsensalat mit Kartoffeln oder Tofu-Gemüse-Bowl mit Quinoa. Kofaktoren wie Vitamin B_6 (zum Beispiel in Vollkorn und Kichererbsen) und Magnesium (Nüsse, Samen, Hülsenfrüchte) helfen den Enzymen bei der Umwandlung von Tryptophan zu Serotonin/Melatonin.

MAGNESIUM: DER UNTERSCHÄTZTE STRESSKILLER

Eine ganz besondere Rolle bei einer guten Ernährung nimmt der lebenswichtige Mineralstoff Magnesium ein. Man kann ihn sich fast wie einen Notschalter vorstellen, der ein überhitztes Nervensystem wieder runterfahren kann. Magnesium ist an über 300 Prozessen im Körper beteiligt, von der Energieproduktion bis zum Schutz vor Zellstress. Doch seine wichtigste Rolle ist die Beruhigung der Nerven. Wie der Mineralstoff das macht, lässt sich einfach erklären: Unsere Nervenzellen kommunizieren über elektrische Impulse, ähnlich wie bei einem Stromkreis. Calcium übernimmt dabei die Funktion eines Gaspedals: Es lässt die Zellen „feuern" und sorgt für Aktion. Magnesium dagegen ist das Bremspedal. Es blockiert einen Teil der Calciumkanäle und verhindert so, dass die Nerven überreagieren. Besonders wichtig ist das an den sogenannten NMDA-Rezeptoren. Das sind Andockstellen für den Botenstoff Glutamat, der wie ein Turbolader auf das Gehirn wirkt. Zu viel Glutamat macht unruhig, ängstlich oder sogar aggressiv. Magnesium dämpft diese Überaktivität und stärkt gleichzeitig GABA, den beruhigenden Gegenspieler im Gehirn. Das Ergebnis? Weniger innere Anspannung, tieferer Schlaf und ein ausgeglicheneres Stresssystem.

Um den Körper optimal mit Magnesium zu versorgen, braucht es in jungen Jahren nicht unbedingt zusätzliche Pillen. Es gibt ausgezeichnete natürliche Lieferanten. Dazu zählen:

- **Kürbiskerne:** (30 g = ~120 mg): perfekt für unterwegs oder über den Salat.
- **Mandeln und Cashews:** (30 g = ~80–100 mg): ideal als Snack oder im Müsli.
- **Ungesüßter Kakao:** (1 EL = ~40–50 mg): Ein Löffel im Joghurt oder Smoothie reicht.
- **Spinat und Mangold:** (1 Tasse, gekocht = ~150 mg): am besten mit etwas Olivenöl kombinieren, um die Aufnahme zu verbessern.
- **Quinoa** (80 g roh = ~120 mg gekocht): ein vollwertiger Reisersatz mit vielen Nährstoffen.

Den Tagesbedarf können Sie mit einer Handvoll Nüsse oder Samen und einer Portion grünem Blattgemüse (zum Beispiel Spinat) plus einer Vollkornbeilage (zum Beispiel Quinoa) optimal decken. Aber auch in Haferflocken, Hülsenfrüchten, Vollkornbrot steckt viel Magnesium.

TIPP

- **Zum Frühstück** Haferporridge mit Kürbiskernen und Kakao, allerdings zusätzlich zu ausreichend Vollkornbrot
- **Zum Mittagessen** Quinoa-Bowl, Pellkartoffeln, Vollkornreis mit Spinat und Mandeln
- **Als Snack** eine Handvoll Cashews
- **Abends** Linsensalat mit gebratenem Tofu

Hinweis an dieser Stelle: Es gibt gute und hochwertige Studien[7], die zeigen, dass eine gute Magnesiumzufuhr sich positiv auf Schlaf, Blutdruck und Stress auswirkt. Die Zufuhr über Lebensmittel ist sicher. Bei Nahrungsergänzungsmitteln sieht das etwas anders aus. Mehr als 350 Milligramm pro Tag können Magen-Darm-Beschwerden verursachen. Wer unter einer Nierenerkrankung leidet, sollte die Einnahme vorab ärztlich abklären. Auch auf Nahrungsergänzungsmittel gehe ich gleich noch näher ein.

OMEGA-3-FETTSÄUREN – DIE FEINMECHANIKER

Wenn wir uns den Körper als hochsensibles Kommunikationsnetzwerk vorstellen, dann übernehmen die Omega-3-Fettsäuren eine Art Schutz- und Stabilisationsfunktion: Sie halten die Zellmembranen flexibel, schützen sie vor Überlastung und sorgen dafür, dass Signale

[7] pubmed.ncbi.nlm.nih.gov/35184264/
pmc.ncbi.nlm.nih.gov/articles/PMC8108907/
www.ncbi.nlm.nih.gov/books/NBK507250/

präzise übertragen werden können. Man kann sie sich als fein abgestimmte Regulatoren der Zellkommunikation und Stressverarbeitung vorstellen. Diese besonderen Fette sind nicht nur Bausteine der Zellmembranen, sondern aktive Stressmanager, die auf drei Ebenen wirken: Sie dämpfen Entzündungen, stabilisieren die Nervenzellen und verbessern die Kommunikation zwischen Gehirn und Körper. Studien zeigen: Wer sie ausreichend zu sich nimmt, ist resilienter gegen Stress sowie insgesamt ausgeglichener und erholt sich schneller von belastenden Situationen.

WAS SIND OMEGA-3-FETTSÄUREN?

Omega-3-Fettsäuren ist ein Sammelbegriff für drei wichtige Fettsäuren: EPA (Eicosapentaensäure), DHA (Docosahexaensäure) und ALA (Alpha-Linolensäure). EPA und DHA kommen vor allem in fettem Fisch wie Lachs, Hering, Makrele und Sardinen vor. Sie sind direkt wirksam, der Körper kann sie sofort nutzen. DHA ist der Hauptbaustein unserer Gehirnzellen. Diese Omega-3-Fettsäure hält die Zellmembranen flexibel, sodass Nervensignale schneller und präziser übertragen werden können. EPA hingegen hat eine stärker entzündungshemmende Wirkung und wird zudem mit einer besseren Stressantwort in Verbindung gebracht. Sie reduziert die Ausschüttung von Entzündungsbotenstoffen wie Prostaglandinen, die bei chronischem Stress erhöht sind und zu Müdigkeit und sogar Depressionen führen können. ALA hingegen findet sich ausschließlich in pflanzlichen Quellen wie Leinsamen, Chiasamen, Walnüssen und Hanföl. Unser Körper kann ALA zwar in EPA und DHA umwandeln, aber nur zu maximal 10 Prozent. Der Rest wird als Energie verbrannt. Deshalb ist ALA zwar gut, aber kein vollständiger Ersatz für EPA und DHA.

WIE OMEGA-3-FETTSÄUREN DEN STRESSSTOFFWECHSEL BEEINFLUSSEN

Chronischer Stress führt zu einem Daueralarm im Körper. Das ist mit einer nie verheilenden Wunde vergleichbar. Dabei entstehen proentzündliche Botenstoffe wie Interleukin-6 und TNF-α, die die Regulation der HHN-Achse beeinflussen, durcheinanderbringen. Omega-3-Fettsäuren, insbesondere EPA, bremsen diese Entzündungsreaktion und entlasten so das Stresssystem.

Zudem machen sie die Zellmembranen stressresistenter. Zur Erklärung: Unsere Zellen sind von einer doppelten Fettschicht umgeben, der Zellmembran. Durch zu viele gesättigte Fette oder Transfette leidet die Signalübertragung. Omega-3-Fettsäuren hingegen machen die Membranen fluider und durchlässiger – und das hat gleich mehrere positive Auswirkungen:

- Der Wohlfühlbotenstoff Serotonin kann besser andocken.
- Cortisolrezeptoren reagieren empfindlicher, der Körper muss weniger Cortisol ausschütten, um dieselbe Wirkung zu erzielen.
- Nervenzellen kommunizieren effizienter. Man kann sich besser konzentrieren und es kann den Schlaf unterstützen.

Bei Omega-3-Mangel dysreguliert die Stressachse: Die Cortisolausschüttung fällt entweder zu hoch aus oder setzt verzögert ein, was zu Erschöpfung, Schlafstörungen und Stimmungsschwankungen führt. Studien zeigen, dass eine regelmäßige Omega-3-Zufuhr in der Lage ist, diese Achse auszubalancieren. Man reagiert gelassener auf Stress und erholt sich schneller.

Zu guter Letzt schützen Omega-3-Fettsäuren das Gehirn vor oxidativem Stress. Stress produziert freie Radikale, die Nervenzellen schädigen. DHA wirkt wie ein Antioxidans und schützt besonders die präfrontale Hirnrinde (zuständig für rationale Entscheidungen) und den Hippocampus (wichtig für das Gedächtnis und die Stimmung).

DIE BESTEN QUELLEN UND WIE VIEL GUT IST

Idealerweise sollte zweimal wöchentlich fetter Fisch auf dem Speiseplan stehen, jeweils etwa 120 bis 150 Gramm. Besonders reich an den wertvollen Omega-3-Fetten EPA und DHA sind Lachs (am besten wild oder aus Biozucht), Hering, Makrele und Sardinen. Wer Fisch nicht so gern mag, kann pflanzlich aufstocken. Ein bis zwei Esslöffel frisch gemahlene Lein- oder Chiasamen liefern Omega-3-Fettsäuren. Wichtig ist allerdings, sie nach dem Öffnen schnell zu verzehren, denn die Fette oxidieren leicht. Eine Handvoll Walnüsse (etwa 30 Gramm) oder hochwertige Öle wie Lein- und Hanföl sind ebenfalls super. Wichtig: nicht erhitzen, sondern über Salate, Smoothies, Joghurt oder Quark geben. Für Veganer und alle, die Fisch so gar nicht mögen, gibt es mit Algenöl eine großartige Alternative. Das ist die einzige pflanzliche Quelle für direkt verwertbare DHA und EPA. Und wer sichergehen möchte, kann auf hochwertige Omega-3-Supplemente zurückgreifen, idealerweise mit 1.000 bis 2.000 Milligramm EPA/DHA pro Tag. Dabei aber auf Reinheit und Schwermetallfreiheit achten. Wer Blutverdünner (Marcumar) nimmt: Omega 3 nur nach ärztlicher Rücksprache, da es die Gerinnung beeinflussen kann.

WORAUF SIE ACHTEN MÜSSEN

Omega-3-Fette sind hochempfindlich gegen Licht, Hitze und Sauerstoff. Deshalb Fisch entweder tiefgekühlt oder ganz frisch kaufen. Samen und Öle am besten im Kühlschrank aufbewahren. Wichtig auch: Die meisten Menschen nehmen zu viel Omega 6 in vielen Fertigprodukten und zu wenig Omega 3 auf. Das ideale Verhältnis liegt bei 1:1, maximal 1:4.
Tipp: Auf frittierte Lebensmittel verzichten und vermehrt auf Oliven- und Rapsöl setzen. Und Geduld haben: Omega 3 wirkt nicht über Nacht. Es dauert Wochen, bis sich die Fettsäuren in die Zellmembranen einbauen.

POLYPHENOLE UND ANTIOXIDANTIEN – SCHUTZSCHILDER GEGEN STRESS

Wenn Sie sich Ihren Körper mal als einen Hochsicherheitstrakt vorstellen, dann sind Polyphenole und Antioxidantien das Elite-Wachpersonal. Sie wehren Stressschäden ab und bewahren das System davor zu kollabieren. Denn jedes Mal, wenn man gestresst ist, entsteht in den Zellen so etwas wie ein unsichtbarer Brand. Reaktive Sauerstoffspezies, kurz ROS genannt und auch als freie Sauerstoffradikale bekannt, greifen Zellwände, Nerven und sogar die DNA an. Vergleichbar mit Rost, der nach und nach alles auffrisst. Die Folgen: Müdigkeit, vorzeitige Alterung, Entzündungen und ein dauerhaft überlastetes Nervensystem. Doch glücklicherweise hat uns die Natur pflanzliche Superhelden zur Seite gestellt, die genau das verhindern können.

WAS SIND POLYPHENOLE UND WARUM SIND SIE WICHTIG FÜR UNS?

Bei Polyphenolen handelt es sich um Farb- und Bitterstoffe in Pflanzen, die nicht nur für das leuchtende Blau in Blaubeeren, das tiefe Rot im Granatapfel und das kräftige Grün im Brokkoli sorgen, sie schützen auch unsere Zellen. Und das in mehrfacher Hinsicht:

- Sie neutralisieren freie Radikale, ähnlich wie ein Feuerlöscher, der oxidative Schäden abfängt.
- Sie aktivieren einen körpereigenen Entgiftungsschalter namens Nrf2. Diesen können Sie sich wie einen Notknopf vorstellen. Wird er gedrückt, produziert der Körper mehr eigene Antioxidantien wie etwa Glutathion, die ROS unschädlich machen können.
- Sie füttern die Darmbakterien. Viele Polyphenole sind präbiotisch, das heißt, sie dienen als Nahrung für nützliche Mikroben, die dann beruhigende Botenstoffe wie GABA oder Serotonin produzieren.

DIE BESTEN POLYPHENOLQUELLEN

Zu den besten Quellen zählen Beeren – Blaubeeren, Himbeeren und Brombeeren. Sie enthalten Anthocyane, die besonders wirksam ROS abfangen und die Blut-Hirn-Schranke, eine Schutzbarriere des Gehirns, stärken. Ideal ist eine Handvoll täglich. Wie bei Gemüse eignen sich auch hier Tiefkühlprodukte.

Tipp: Wenn Sie die Beeren mit Joghurt oder Kürbiskernen kombinieren, verbessert das die Aufnahme der fettlöslichen Polyphenole.

Sehr gut sind auch dunkle Trauben mit Kernen sowie Granatapfel. Trauben stecken voller Resveratrol und Granatäpfel enthalten Punicalagine. Beide hemmen Entzündungen und schützen die Mitochondrien.

Tipp: Die Trauben unbedingt mit Schale essen und Granatapfelkerne über Salate oder Quark streuen. Eine Portion wöchentlich reicht aus.

Mindestens drei-, besser fünfmal die Woche sollten Kreuzblütler auf dem Speiseplan stehen. Dazu gehören Brokkoli, Rosenkohl, Blumenkohl, Weißkohl und Grünkohl, Radieschen, Rucola und Raps sowie Gewürzpflanzen wie Senf, Meerrettich und Kresse. Sie enthalten Sulforaphan, das den Nrf2-Schalter besonders stark aktiviert und die Cortisolausschüttung dämpfen kann. Brokkoli nur kurz dämpfen (maximal fünf Minuten), sonst geht Sulforaphan verloren. Rosenkohl mit Olivenöl braten, weil das Fett die Nährstoffe besser verfügbar macht.

KURKUMA – DAS GOLDENE GEWÜRZ GEGEN STRESS

Kurkuma ist weit mehr als nur ein farbenfrohes Gewürz in Currys: Der Wirkstoff Curcumin gehört zu den stärksten natürlichen Antioxidantien. Allerdings gibt es einen kleinen Haken: Es ist kaum wasserlöslich und wird vom Körper nur schlecht aufgenommen. Doch ein kleiner Trick kann helfen: eine Prise schwarzer Pfeffer. Das darin enthaltene Piperin steigert die Aufnahme um das 20-Fache! Ein bisschen Fett kann die Aufnahme zusätzlich unterstützen. Ideal ist es in Kombination mit Kokosöl oder in einer cremigen Milch. Praktisch lässt sich das leicht umsetzen: Für eine entspannende Kurkuma-Latte einfach einen Teelöffel Kurkuma mit einer Prise Pfeffer und einem Teelöffel Kokosöl in heißer Mandelmilch auflösen. Wer es gern herzhaft mag, kann frische Kurkuma in Currys oder Gemüsepfannen verwenden. Das wirkt oft noch potenter als Pulver. Ein kleines tägliches Ritual mit Kurkuma kann helfen, das Stresslevel zu senken und die Zellen zu schützen.

GRÜNER TEE UND MATCHA – DIE RUHIGEN WACHMACHER

Wer zwischendurch einen klaren Kopf braucht, greift am besten zu grünem Tee oder Matcha. Die darin enthaltenen Polyphenole, besonders das schwer auszusprechende Epigallocatechingallat, kurz EGCG, schützt die Nervenzellen und fördert die Alpha-Hirnwellen. Diese Gehirnwellen stehen für entspannte Wachheit. Das hilft, fokussiert zu bleiben und weniger nervös zu sein. Für den optimalen Effekt ist es ratsam, grünen Tee nicht mit kochendem Wasser zu übergießen. Es sollten nur maximal 80 °C sein, sonst gehen die wertvollen Polyphenole verloren. Matcha, also gemahlener Grüntee, wirkt noch stärker als normaler Aufguss und kann ganz einfach in Wasser, Milch oder Smoothies eingerührt werden. Zwei bis drei Tassen über den Tag verteilt können den Körper entspannen, die Konzentration steigern und gleichzeitig den Stress reduzieren.

FERMENTIERTE LEBENSMITTEL

Dazu gehören Joghurt, Kefir, Sauerkraut, Kimchi und Kombucha und sie haben alle eines gemeinsam: Sie füttern mit dem Darm unser zweites Gehirn. Beim Fermentieren bauen Mikroorganismen wie Milchsäurebakterien und Hefen Zucker ab. Dabei produzieren sie Milchsäure sowie bioaktive Stoffe und verwandeln so einfache Rohstoffe in leicht verdauliche, aromatische Lebensmittel. Das Spannende: Diese guten Keime, man spricht von Probiotika, und ihre Stoffwechselprodukte, die sogenannten Postbiotika – dazu gehören kurzkettige Fettsäuren, Peptide und Vitamine –, können das Darmmikrobiom günstig beeinflussen. Und wie Sie bereits wissen, steht ein vielfältiges Mikrobiom in Verbindung mit einer besseren Serotonin- und GABA-Balance. Über den Vagusnerv sowie entzündungshemmende Signale wirkt diese Achse bis ins Gehirn und kann den Parasympathikus und damit unser Ruhe- und Regenerationssystem aktivieren. Das Ergebnis: Viele Menschen berichten über weniger Stresssymptome, innere Ruhe und eine stabilere Stimmung.

Wissenschaftlich lässt sich das so einordnen: Bestimmte Lactobacillus- und Bifidobakterien produzieren GABA oder regen dessen Bildung an. Andere Stämme steigern die Produktion kurzkettiger Fettsäuren wie Butyrat, die die Darmbarriere stärken und systemische Entzündungen dämpfen. Gleichzeitig beeinflusst das Mikrobiom den Tryptophan-Stoffwechsel, die Ausgangssubstanz von Serotonin. Klinische Daten deuten darauf hin, dass fermentierte Lebensmittel und sogenannte Psychobiotika (Probiotika mit gezieltem Effekt auf Stimmung/Stress) Angst- und Stresswerte moderat senken können – nicht als Wundermittel, aber als alltagsnahe, risikoarme Unterstützung.

KALIUM- UND VITAMIN-C-REICHE KOST

Zwei weitere tolle Stresshelfer sind Kalium und Vitamin C. Kalium steckt reichlich in Bananen, Avocados und Blattgemüse. Es wirkt als natürlicher Gegenspieler von Natrium, entspannt die Gefäßmuskulatur, unterstützt die Gefäßinnenhaut (Endothelfunktion) und hilft so, den Blutdruck zu regulieren. Ein stabilerer Blutdruck entlastet zugleich das sympathische Nervensystem und unterstützt den Parasympathikus. So kommen wir leichter vom Alarm- in den Ruhemodus. Eine kaliumfreundliche Kost kann darüber hinaus den Blutdruck positiv beeinflussen.

Vitamin C findet sich vor allem in Zitrusfrüchten, Paprika und Kiwi. Es ist ein starkes Antioxidans. Es wird in hoher Konzentration in den Nebennieren gespeichert, und zwar genau dort, wo auch Stresshormone wie Adrenalin und Cortisol gebildet werden. Studien mit Belastungstests zeigen: Eine gute Vitamin-C-Versorgung kann die Cortisolspitzen nach akuter Stressbelastung schneller abflachen lassen und die Rückkehr zum Normalniveau beschleunigen. Zusätzlich schützt Vitamin C vor oxidativem Stress, der die Stressachse sonst weiter anheizen würde. Ideal ist es deshalb, jeden Tag drei bis fünf Portionen Gemüse und zwei Portionen Obst zu essen.

Wichtig in diesem Zusammenhang: Wer unter einer Nierenerkrankung leidet und Diuretika, ACE-Hemmer oder Angiotensin-II-Rezeptorblocker, kurz ARB, einnimmt, sollte die Kaliumzufuhr ärztlich absprechen, da viel Vitamin-C-reiches Gemüse und Obst viel Kalium enthalten kann.

PILLEN ODER POWERFOOD? ECHTE LEBENSMITTEL SIND FAST IMMER BESSER

Nahrungsergänzungsmittel sind ein Milliardenmarkt und die Werbung verspricht schnelle Lösungen: eine Kapsel gegen Stress, ein Pülverchen für besseren Schlaf, eine Tablette für mehr Energie. Der neueste Schrei ist ein Mittel, um Cortisol zu senken. Ich kann Sie nur davor warnen! Denn die nüchterne Wahrheit lautet: Nahrungsergänzungsmittel können eine ausgewogene Ernährung nicht ersetzen und das lässt sich auch ganz einfach erklären. Ein Apfel liefert nicht nur Vitamin C wie eine Tablette oder ein Pulver, sondern auch Ballaststoffe, Polyphenole, sekundäre Pflanzenstoffe, Enzyme sowie Hunderte weiterer Begleitstoffe. Die Inhaltsstoffe arbeiten nicht nur alle perfekt zusammen, sie übernehmen auch enorm wichtige Aufgaben im Stoffwechsel und in unserem Gehirn. Nahrungsergänzungsmittel können das nur in Teilen leisten. Diese von der Natur perfekt ausgeklügelte Matrix lässt sich in einer Pille bislang nur unvollständig abbilden.

In Gemüse, Obst, Vollkorn, Nüssen und Hülsenfrüchten treten Vitamine, Mineralien und Nährstoffe nur im Team auf. Ein paar Beispiele: In der Karotte interagieren Betacarotin, Vitamin K, Kalium, Ballaststoffe und vieles mehr. In Zitrusfrüchten verstärken Flavonoide die antioxidative Wirkung. Das heißt nicht, dass isoliertes Vitamin C nutzlos ist, aber der Gesamteffekt in natürlichen Lebensmitteln geht einfach weit darüber hinaus. Das alles hängt vor allem mit der sogenannten Bioverfügbarkeit zusammen. Denn wie gut unser Organismus einen Nährstoff aufnimmt, hängt von seiner chemischen Form, der Mahlzeit und dem individuellen Stoffwechsel ab.

Deshalb werde ich nicht müde zu betonen, dass eine gute Ernährung Grundvoraussetzung für einen guten Mineralstatus ist. Zur Wahrheit gehört aber auch, dass es vielen Menschen in der heutigen Zeit schwerfällt, sich täglich abwechslungsreich zu ernähren. Es ist stressig und die Zeit ist knapp. Nicht zu unterschätzen sind zudem eventuell vorliegende Erkrankungen oder Unverträglichkeiten, die eine gesunde Ernährung schwieriger gestalten können.

Nicht gelten lasse ich alle Argumente der Nahrungsergänzungsmittelhersteller. Zum Beispiel lautet eines ihrer Verkaufsargumente, dass Obst und Gemüse heute viel weniger Nährstoffe enthalten, weil die Böden ausgelaugt sind und man deshalb unbedingt Supplemente zuführen sollte. Doch das stimmt nicht. Durch modernes Düngen erhalten die Böden genug Makronährstoffe, um die Pflanzen zu ernähren, sonst gäbe es weder Birnen noch Äpfel am Baum oder Kartoffeln, Getreide und Gemüse auf den Feldern.

Wahr ist, dass unsere Böden selen- und jodarm sind. Das waren sie aus geografischen Gründen aber immer schon und hat nichts mit einer bedenklichen Entwicklung zu tun. Richtig ist, dass der Nährstoffgehalt vieler Lebensmittel starken Schwankungen unterliegt. Das hängt mit dem Anbau, den Transport- und Klimabedingungen sowie dem Erntezeitpunkt zusammen, jedoch nicht mit einem Nährstoffkollaps unserer Böden. Deshalb mein Rat: Kaufen Sie saisonale Produkte, damit fahren Sie am besten.

Fest steht: Der häufigste Grund für einen Nährstoffmangel ist eine einseitige und ungesunde Ernährungsweise – und Sie haben die Wahl, wie Sie selbst mit Ihrer Gesundheit verfahren.

Sie sehen: Aus wissenschaftlicher Perspektive sind Nahrungsergänzungsmittel ein höchst komplexes Thema. Wir leben in einer Zeit, in der wir alle nach schnellen Lösungen suchen, nach der einen Kapsel, die alles richtet, dem einen Pulver, das alle Mängel ausgleicht. Doch die Realität sieht anders aus: Unser Körper ist ein hochkomplexes System, ein fein abgestimmtes Netzwerk aus Stoffwechselprozessen, Hormonen und Nährstoffwechselwirkungen. Wer hier mit pauschalen Ja- oder Nein-Aussagen um sich wirft, handelt alles andere als seriös.

Die Wahrheit ist: Es gibt keine Abkürzungen. Unser Stoffwechsel funktioniert nicht nach dem Prinzip „einfach einwerfen und fertig". Was für den einen funktioniert, kann für den anderen nutzlos oder sogar schädlich sein. Die Dosierung, die Kombination der Nährstoffe, individuelle Vorerkrankungen oder sogar die Tageszeit, zu der wir etwas einnehmen, all das spielt eine Rolle. Und genau das macht es so schwierig: Ein Laie kann sich kaum vor unseriösen Versprechungen, Überdosierungen oder nutzlosen Produkten schützen. Wer sich bewusst und vielfältig ernährt, braucht in vielen Fällen keine zusätzlichen Supplemente.

Das bedeutet nicht, dass Nahrungsergänzungsmittel generell sinnlos sind. Ich halte sie für die Zukunft sogar sehr wichtig, zum Beispiel im Bezug auf den Klimaschutz, allerdings müssen sie dann viel sicherer und transparenter für den Verbraucher werden. Aber sie sollten immer nur eine überlegte Ergänzung sein, wenn ein echter Mangel vorliegt oder besondere Lebensumstände es erfordern. Alles andere ist oftmals nur teuer und häufig kontraproduktiv.

RISIKO „ÜBERDOSIERUNG": MEHR IST NICHT AUTOMATISCH BESSER

Bei falscher Einnahme von Nahrungsergänzungsmitteln kann es auch leicht zu Überdosierungen kommen. Besonders fettlösliche Vitamine (A, D, E, K) können sich bei hohen Dosen anreichern und dann toxisch wirken. Zu hohe Dosen von Vitamin E (≈ >400 I.E./Tag) erhöhen das Blutungsrisiko und wurden in Studien mit einer leicht erhöhten Sterblichkeit in Verbindung gebracht. Selen über der Obergrenze (≈ >300–400 µg/Tag) kann Selenose mit Haarausfall und brüchigen Nägeln auslösen und ist mit einem höheren Risiko für Typ-2-Diabetes verknüpft.

Deshalb sollte man sich vor der Einnahme unbedingt ärztlich beraten lassen. Wasserlösliche Vitamine (Vitamine der B-Gruppe sowie Vitamin C) scheidet der Körper bei einem Überschuss zwar aus, in zu hohen Dosen lösen sie aber Magen-Darm-Beschwerden aus.

PLACEBOEFFEKT: SPÜRBAR IST NICHT IMMER MESSBAR

Nun gibt es natürlich viele Menschen, die auf Nahrungsergänzungsmittel schwören. Einer der Hauptgründe dafür: Sie fühlen sich mit Supplementen einfach besser, fitter, gesünder. Das ist auch völlig okay, denn – ob Sie es glauben oder nicht – der Placeboeffekt ist in vielen Fällen wissenschaftlich besser belegt worden als die Wirkung vieler Nahrungsergänzungsmittel. Ich gebe aber zu bedenken, dass sich objektiv messbare Vorteile meist nur bei nachgewiesenen Mängeln oder in klar definierten Situationen zeigen. Deshalb mein Rat: erst den Bedarf klären, dann gezielt ergänzen. Aber auch nur dann, wenn die natürliche Ernährung den Bedarf nicht decken kann.

Ich kann an dieser Stelle nur wärmstens das Buch „Der Nährstoffkompass" von Prof. Dr. Martin Smollich empfehlen. Das ist ein kluges und seriöses Nachschlagewerk, das Sie immer wieder zur Hand nehmen werden. Keine Werbung, keine Produktempfehlung, plausibel geschrieben und sehr seriös. Er schreibt völlig zu Recht: „Bei Nahrungsergänzungsmitteln handelt es sich offiziell um Lebensmittel und das herstellende Unternehmen benötigt daher keine Zulassung, um sie verkaufen zu dürfen. Herstellerfirmen müssen also keine Daten dazu liefern, ob ihre Produkte sicher sind." Ein weiterer Grund, sich zu bilden, um sich gut und sicher aufzustellen.

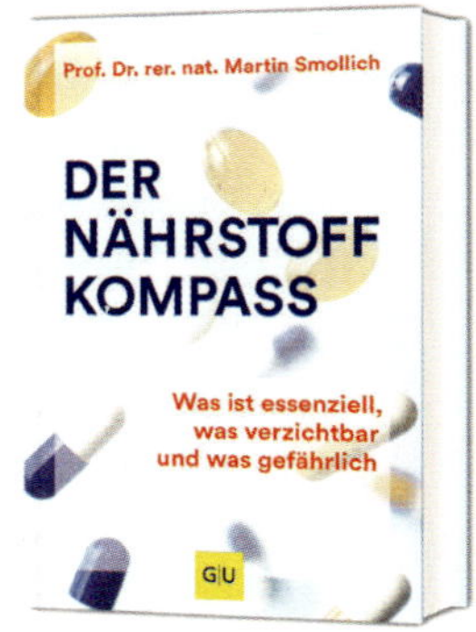

WANN SUPPLEMENTE WIRKLICH SINNVOLL SIND

Allerdings, das will ich hier nicht verschweigen, gibt es Ausnahmen, bei denen Ergänzungen medizinisch oder praktisch geboten sind – idealerweise nach einer Laboruntersuchung und der ärztlichen Abklärung.

Bei folgenden Mangelerscheinungen ist es sinnvoll, Supplemente zu nehmen:

- **Vitamin D:** Die Supplementation ist bei niedrigen Serumspiegeln sinnvoll. Die Dosis sollte individuell angepasst werden.
- **Vitamin B_{12}:** Wer sich vegan ernährt oder unter einer Resorptionsstörung leidet, muss Vitamin B_{12} zuführen. Sonst erhöht sich das Risiko für neurologische Erkrankungen.
- **Eisen:** Die Supplementierung ist nur bei einem diagnostizierten Mangel und einer dadurch bedingten Anämie sinnvoll. Wichtig ist aber auch, die Ursache zu klären.
- **Magnesium:** bei einem dokumentierten Mangel oder typischen Beschwerden und nach Ausschluss anderer Ursachen.

Auch in besonderen Lebensphasen können Supplemente sinnvoll sein:

- **Schwangerschaft:** Folsäure (Präkonzeption bis Ende des ersten Trimenons), Jod (sofern keine Schilddrüsenkontraindikation), DHA (fördert fetale Entwicklung).
- **Stillzeit:** häufig Vitamin D, manchmal auch Jod, wenn vom Arzt empfohlen.
- **Hochleistungssport/Extremstress:** Es besteht Mehrbedarf an Energie, Proteinen, Elektrolyten. Magnesium kann individuell sinnvoll sein. Hier könnte Kreatin nachweislich unterstützen.
- **Vegane Ernährung**
- **Wechseljahre und zunehmendes Alter**

Bei Zöliakie, Morbus Crohn, nach einer Pankreas- und Magenoperation kann es ebenfalls sinnvoll sein, Vitamin B_{12}, Eisen, Zink und fettlösliche Vitamine zu supplementieren. Doch hier ebenfalls der Rat: stets unter ärztlicher Kontrolle.

Mein Rat im Allgemeinen: Bevor Sie zu Nahrungsergänzungsmitteln greifen, sollten Sie zuerst die Blutwerte checken und eventuell vorhandene Symptome richtig untersuchen lassen, denn manchmal steckt etwas anderes dahinter. Wichtig ist zudem, auf Wechselwirkungen zu achten. Meine Faustregel: Lebensmittel first! Wie Sie sich am besten ernähren, steht in diesem Buch.

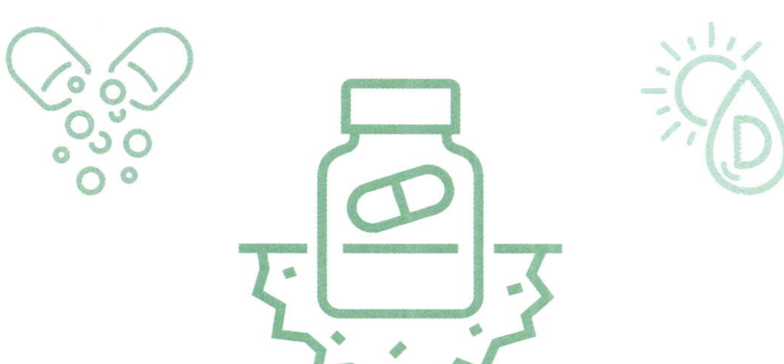

Ein paar ganz persönliche Worte

Ich beobachte die Welt nicht nur, ich hinterfrage sie. Als politisch denkender Mensch verfolge ich genau, wie sich unsere Gesellschaft verändert. Und eines wird immer klarer: Wir stehen vor einer Zeitenwende, auch in Sachen Gesundheit. Die Systeme, auf die wir uns jahrzehntelang verlassen haben, ächzen unter der Last. Krankenkassen sind überfordert, die Kosten explodieren. Ohne tiefgreifende Reformen steuern wir auf massive Probleme in der Versorgung zu. Gleichzeitig wachsen die Herausforderungen: eine schwankende Wirtschaft, steigende Arbeitslosigkeit bei gleichzeitig fehlenden Fachkräften und eine Welt voller Krisen und Unsicherheiten.

Doch statt in Resignation zu verfallen, sehe ich darin einen Weckruf. Denn in dieser neuen Realität zählt vor allem eines: Ihre Handlungsfähigkeit. Wer diese turbulenten Zeiten meistern will, braucht Kraft, Klarheit und Widerstandsfähigkeit – und die beginnt im eigenen Körper. Es reicht nicht mehr, sich blind auf das System oder selbsternannte Experten zu verlassen, die am Ende keine Verantwortung für Ihr Leben tragen. Wir müssen lernen, uns selbst zu verstehen, wie unser Körper funktioniert, was ihn stark macht und wie wir ihn in diesen stürmischen Zeiten schützen können.

Fest steht: Gesundheit ist die neue Währung. Wer sie hat, ist besser in der Lage, Krisen zu trotzen, denkt klarer und gestaltet aktiver. Wer sie vernachlässigt, wird schneller zum Spielball der Umstände oder fällt auf jene herein, die einfache Lösungen versprechen. Die Frage ist nicht, ob wir uns Wissen aneignen müssen, sondern wie schnell wir es tun. Denn niemand wird diese Verantwortung für uns übernehmen.

Außerdem bin ich davon überzeugt, dass wir gerade in der Familie die Verantwortung tragen, gesund zu bleiben und damit auch uns selbst zu erhalten. Denn wenn wir krank werden oder eingeschränkt sind, leidet die ganze Familie mit. Angehörige sind dann in der Pflicht, zu unterstützen, zu pflegen und zusätzliche Aufgaben zu übernehmen.

Bitte nicht falsch verstehen: Viele Erkrankungen, Unfälle und altersbedingten Einschränkungen lassen sich nicht beeinflussen und sind eine enorme Herausforderung für gesunde Familienmitglieder. Aber: Probleme, die aus dauerhaft ungesunden Gewohnheiten entstehen, obwohl wir es besser wissen könnten, sind meist vermeidbar. Für unsere Familie ist es deshalb nur fair, aktiv auf unsere Gesundheit zu achten.

WARUM FASTEN KEIN ALLHEILMITTEL IST

Es klingt fast wie das perfekte Rezept: Abnehmen ohne hungern, Entgiftung auf Knopfdruck, Zellverjüngung durch Autophagie. Kurz zur Erklärung: Bei der Autophagie handelt es sich um die zellulären Aufräum- und Recyclingprozesse unseres Körpers, bei dem er beschädigte Zellbestandteile, Giftstoffe und alte Proteine abbaut, um sie in neue Energie oder Bausteine umzuwandeln. Das alles soll Fasten können und so ist es kein Wunder, dass Fasten ziemlich trendy ist. Tatsächlich berichten viele Fastende von mehr Energie, besserem Schlaf, sogar von euphorischer Stimmung. Doch wie so oft im Leben ist alles sehr viel komplexer. In meiner Praxis erlebe ich täglich, wie unterschiedlich Menschen auf Nahrungsverzicht reagieren. Für den einen ist es der Schlüssel zu mehr Leichtigkeit, für den anderen der direkte Weg in Müdigkeit, Heißhunger und Stoffwechselchaos. Fest steht: Fasten ist kein universelles Wunder- oder gar Heilmittel, sondern ein zweischneidiges Schwert. Es hat faszinierende Vorteile, birgt aber auch ernste Risiken, wenn es falsch oder zur falschen Zeit eingesetzt wird. Schauen wir uns das Ganze mal genauer an.

WAS PASSIERT BEIM FASTEN?

Der Stoffwechsel gerät dabei in einen echten Ausnahmezustand und der Körper durchläuft dabei drei sehr unterschiedliche Phasen – und um es gleich vorwegzunehmen: Nicht alle sind gleich vorteilhaft.

In den ersten Stunden nach der letzten Mahlzeit sinkt das Insulin, der Blutzucker stabilisiert sich und der Körper greift auf seine Glykogenspeicher in Leber und Muskeln zurück. Diese Energiespeicher enthalten alles, was wir aus der letzten Mahlzeit mitgebracht haben. Eine richtige Fettverbrennung beginnt in dieser Phase noch nicht, der Körper nutzt zunächst seine Notfallreserven.

Nach etwa zwölf bis 48 Stunden schaltet der Organismus dann auf die Fettverbrennung um. Die Ketogenese startet: Aus Fett werden Ketonkörper gebildet, die als alternative Energiequelle dienen. Gleichzeitig läuft die Glukoneogenese an, denn das Gehirn benötigt unbedingt Glucose. Diese baut der Körper nun selbst aus Aminosäuren, also aus Muskelprotein sowie aus Laktat und Glycerin. Das ist ein energieaufwendiger Prozess, der nicht ganz unproblematisch ist. Denn wenn er zu lange dauert, kann der Körper anfangen, Muskeln abzubauen, um an die nötigen Aminosäuren zu gelangen.

Schließlich folgt die Phase, die Fasten so beliebt macht: die Aktivierung der Autophagie. Dabei handelt es sich um den vorhin schon beschriebenen zellulären Aufräumprozess. Kurzfristig verbessern sich auch Blutwerte. Bei gesunden Menschen stabilisiert sich der Blutzucker, Entzündungswerte wie CRP können sinken und Blutfette, zum Beispiel Triglyceride, normalisieren sich oft.

DIE SCHATTENSEITEN DES FASTENS

Nach allem, was Sie bis jetzt gelesen haben, dürfte Fasten recht verlockend klingen. Doch ob es Ihrem Körper guttut oder eher schadet, hängt von einigen entscheidenden Faktoren ab. Der erste und wohl wichtigste Punkt: Ihr Stoffwechsel muss mitspielen. Fasten funktioniert nur, wenn der Körper flexibel zwischen Glucose- und Fettstoffwechsel wechseln kann. Genau hier liegt jedoch bei vielen Menschen das Problem. Wer unter Insulinresistenz leidet – häufig verursacht durch jahrelange Fehlernährung –, kommt nur schwer in die Ketose und bleibt stattdessen im Hungermodus stecken. Schilddrüsenprobleme, etwa bei Hashimoto, bremsen den Stoffwechsel zusätzlich aus, weil das aktive Schilddrüsenhormon T3 absinkt. Chronischer Stress und hohe Cortisolwerte verschärfen die Situation zusätzlich: Statt Fett abzubauen, baut der Körper Muskelmasse ab – und Fasten ist dann ein zusätzlicher Stressfaktor.

Dazu ein anschauliches Beispiel aus meiner Praxis: Eine 38-jährige Büroangestellte mit leichtem Übergewicht versuchte das beliebte 16:8-Fasten. Das ist eine Form des Intervallfastens, bei der man 16 Stunden am Tag nichts isst und die gesamte Nahrungsaufnahme in ein 8-Stunden-Zeitfenster legt. Doch anstatt abzunehmen, wie erwartet und gewünscht, nahm sie zu. Der Grund: Ihr Cortisol war bereits chronisch erhöht und durch das Fasten brachen ihre Nebennieren weiter ein. Statt Fett zu verbrennen, speicherte sie Wasser und verlor wertvolle Muskelmasse.

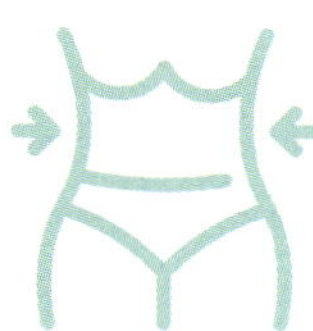

FASTEN KANN PURER STRESS SEIN

Sie sehen: Fasten ist nicht immer der entspannende Reset, für den viele es halten. Leider ist viel zu oft das Gegenteil der Fall – es ist zunächst mal Stress für den Körper. Evolutionär ist das sinnvoll: Der Nahrungsmangel wird als Bedrohung interpretiert. Im modernen Alltag führt das jedoch oft zu paradoxen Effekten. Fehlt dem Gehirn die dringend benötigte Glucose, schaltet es auf Alarmmodus. Das Stresshormon Cortisol steigt, baut Muskeln ab und fördert Bauchfett. Gleichzeitig drosselt die Schilddrüse ihre Aktivität, um Energie zu sparen – man friert leichter, fühlt sich müde und der Stoffwechsel verlangsamt sich.

Nun ist es jedoch so, dass viele Menschen fasten wollen, um Stress abzubauen. Doch wenn es dem Körper nicht richtig gelingt, auf Ketose umschalten, mutiert das Fasten selbst zum Stressfaktor. An dieser Stelle möchte ich noch mal auf die Aktivierung der Autophagie, dem körpereigenen Recyclingsystem, eingehen.

Die gute Nachricht ist: Autophagie läuft ständig in jedem gesunden Körper ab und ist ein basaler Dauerzustand. Entscheidend für die Autophagie sind vielmehr ein gesunder Lebensstil, regelmäßige Bewegung, insbesondere Krafttraining, erholsamer Schlaf und effektives Stressmanagement. In diesem Buch finden Sie zu all dem die besten Tipps. Kurz erklärt: Ein gesunder, sportlicher Mensch, der nicht fastet, kann in Summe eine höhere Autophagierate aufweisen als ein Mensch während des Fastens. Studien zeigen, dass beim Fasten nach einem kurzen Anstieg (24 bis 48 Stunden Fasten) die Aktivität wieder zurückgeht, selbst wenn das Fasten fortgesetzt wird.

Mein Fazit: Wer aktiv lebt, gut schläft und sich ausgewogen ernährt, fördert seine Autophagie deutlich mehr als ein gestresster Fastenjunkie, der sich unausgewogen ernährt. Das Fasten ist also kein Allheilmittel, sondern nur ein Baustein – und dabei nicht mal der wichtigste.

UNGERECHT? WARUM MANCHE MENSCHEN ESSEN KÖNNEN, WAS SIE WOLLEN, OHNE ZUZUNEHMEN

An dieser Stelle möchte ich auf ein Ihnen vermutlich bekanntes Phänomen eingehen. Wahrscheinlich kennen auch Sie jemanden, die oder der ohne Ende Nahrung in sich hineinschaufeln kann, ohne auch nur ein Gramm zuzunehmen. Diese Menschen machen sich keine Gedanken über ihre Ernährung, sie essen Pizza und Pasta, Kuchen und Snacks, ganz ohne Reue, ohne schlechtes Gewissen, ohne dass die Waage am nächsten Tag nach oben ausschert.

Was nur haben diese Menschen, was Sie vielleicht nicht haben? Was macht sie zu einem metabolischen Wunder? Natürlich spielen die Gene eine Rolle, vor allem aber sind sie klug programmiert. Es geht um Biologie, Bewegung, Hormone und um ein System, das bei manchen wie ein bestens gewartetes Uhrwerk läuft, während es bei anderen stockt und gegen jede Intuition zu arbeiten scheint.

Leider hält sich nach wie vor der Mythos vom disziplinierten Schlanken – und das, obwohl wir lange wissen, dass es sich wirklich um einen Mythos handelt. Natürlich schlanke Menschen hungern sich nicht durchs Leben und knabbern nicht ausschließlich an Salatblättern. Sie essen in der Regel nicht weniger, aber sie verbrennen anders. Ich weiß, das klingt unfair, ist aber nüchterne Wissenschaft.

Ich kann es nicht oft genug wiederholen: Übergewicht ist kein Charakterfehler, sondern das Ergebnis eines komplexen Zusammenspiels aus Genetik, Hormonen, Stressreaktionen und Anpassungen des Stoffwechsels, das bei manchen günstiger abläuft als bei anderen. Wir stigmatisieren Fülle, als wäre sie moralische Schwäche. Dabei liegt es viel vor allem daran, dass einige Körper energieeffizienter speichern, während andere großzügiger verbrennen. Beides hat mit biochemischer Realität zu tun.

Was diese Alles-essen-können-Schlanken von vielen anderen Menschen unterscheidet, fällt ihnen selbst kaum auf. Sie sind ständig in Bewegung, ohne es Sport zu nennen. Sie stehen oft auf, rennen herum, wippen mit den Füßen, gestikulieren und nehmen Treppen statt den Aufzug. Alles das summiert sich. Diese unscheinbaren und nicht sportlichen Alltagsaktivitäten bezeichnet man im englischen Sprachraum als Non-Exercise Activity Thermogenesis, kurz NEAT. NEAT kann den Energieverbrauch täglich um Hunderte, teils weit über 1.000 Kalorien erhöhen. Die Kollegin, die am Schreibtisch ständig hin- und herwippt, verbrennt deutlich mehr als die andere Kollegin, die mehr oder weniger regungslos stundenlang dasitzt.

Sie essen intuitiv statt nach starren Kalorienregeln. Also immer dann, wenn sie Hunger haben, und sie hören auf, wenn sich Sättigung bemerkbar macht. Der entscheidende Gamechanger für einen gesunden Stoffwechsel ist aber die metabolische Flexibilität. Das ist die Fähigkeit des Körpers, je nach Bedarf nahtlos zwischen der Verbrennung von Fetten und Glucose zu wechseln. Wer diese Flexibilität besitzt, kann Kohlenhydrate effizient nutzen, ohne dass sie automatisch als Fettdepots eingelagert werden. Gleichzeitig gelingt der Übergang zur Fettverbrennung mühelos, sobald weniger Energie aus Nahrung vorhanden ist.

Das bedeutet: kein ständiges Festhängen im Zuckerstoffwechsel, keine Überlastung durch Insulin und damit auch kein Zwang für den Körper, jede Mahlzeit sofort in Fettreserven umzuwandeln. Wer zudem auf radikale Crashdiäten verzichtet, schützt seinen Grundumsatz vor einem Leistungsabfall. Dadurch bleiben unangenehme Jo-Jo-Effekte, hormonelle Dysbalancen oder Schilddrüsenprobleme oft aus.

Ja, dabei spielen die Gene eine nicht zu unterschätzende Rolle. Sie beeinflussen, wie gut wir mit Stress, Appetit und Fettgewebe umgehen. Manche Menschen haben von Natur aus günstige Genvarianten: Ihre Leptin- und Ghrelin-Hormone (die Hunger und Sättigung steuern) arbeiten präziser, ihre Muskelzellen leiten Glucose direkt dahin, wo sie gebraucht wird – in die aktive Muskulatur. Studien zeigen, dass 40 bis 70 Prozent unseres Gewichts genetisch vorbestimmt sind. Das erklärt, warum manche Menschen scheinbar mühelos schlank bleiben, während andere trotz ähnlicher Ernährung schneller zunehmen.

Selbst das Stresssystem ist individuell geprägt: Manche verbrennen unter Anspannung mehr Energie, verlieren sogar den Appetit und bleiben in der Fettverbrennung. Andere hingegen greifen in nervösen Momenten in die Snackschublade. Wobei, und das sage ich hier voller Hochachtung, es viele Übergewichtige gibt, die diesem Reflex mit beeindruckender Willenskraft trotzen. Ihr Körper schaltet dann biochemisch auf Speichermodus um.

Millionen kennen das frustrierende Gefühl aus eigener Erfahrung: Man probiert Low Carb, Keto oder Paleo, bewegt sich mehr, zählt Kalorien – trotzdem zeigt die Waage hartnäckig zu viel an. Den Grund kennen Sie: Der Körper hat auf Überlebensmodus geschaltet. Nach Jahren mit Diäten und Stress läuft der Stoffwechsel auf Sparflamme: Der Grundumsatz ist gedrosselt, die Schilddrüse arbeitet langsamer, das Stresshormon Cortisol bleibt chronisch erhöht oder es kommt zu einer Cortisolresistenz. Hinzu kommen ein gereizter Darm und gestörte Insulinreaktionen. Die Folgen: Der Körper speichert jeden Bissen, statt ihn zu verbrennen. Nicht aus Bosheit, sondern aus purer Schutzlogik. Hinzu kommt, dass oft medizinisch falsch agiert wird, da nur einzelne Phänomene wie die Schilddrüsenüberfunktion medikamentös behandelt werden, obwohl sie physiologisch sind und durch einen ausgeglichenen Stoffwechsel reguliert werden können, statt mit Medikamenten behandelt zu werden. Dazu muss der Arzt ein Gesamtbild über den Stoffwechsel haben. Der fehlt leider häufig.

Es ist nicht fair, es ist Biologie: Manche Menschen haben von Natur aus einen flexiblen, effizienten Stoffwechsel, der mit fast allem klarkommt. Andere müssen sich mehr anstrengen, weil ihr Körper auf Sicherheit programmiert ist und jede Kalorie vorsorglich einlagert.

Doch hier kommt die gute Nachricht: Niemand ist seinen Genen hilflos ausgeliefert. Metabolische Flexibilität lässt sich trainieren – ohne radikale Verzichte oder Selbstbestrafung.

Der Schlüssel liegt nicht in noch mehr Disziplin, sondern in kleinen, nachhaltigen Veränderungen:

- **Mehr Bewegung im Alltag,** aber kein strenger Sportzwang: stehen statt sitzen, kurze Spaziergänge und Treppen nutzen. Diese kleinen Aktivitäten (NEAT) halten den Energiefluss stabil, ohne dass es sich wie Arbeit anfühlt. Allerdings haben manche Menschen beruflich bedingt enorm viel Bewegung und sind trotzdem adipös. Vor allem, weil sie zu wenig essen. Diesen Mechanismus können Sie sich mittlerweile selbst erklären.

- **Ein guter Hausarzt,** der die Biochemie des Stoffwechsels überblickt. Schilddrüsenunterfunktionen, Depressionen und Insulinresistenzen können aufgrund eines blockierten Stressstoffwechsels entstehen und müssen nicht sofort in jedem Fall medikamentös behandelt werden. Häufig kann der Stoffwechsel natürlich ausgeglichen werden.

- **Schlaf als stille Superkraft:** sieben bis neun Stunden regelmäßig, in einem dunklen, kühlen Raum. Schlaf ist der unterschätzte Fettverbrenner. Wer zu wenig schläft, sabotiert seinen Stoffwechsel.

- **Stress abbauen und Cortisol zähmen:** Das Stresshormon Cortisol ist einer der größten Gegner eines gesunden Gewichts. Einfache Methoden wie Atemübungen (mehr dazu ab Seite 131), Spaziergänge, soziale Kontakte oder kurze Achtsamkeitsmomente können wahre Wunder wirken.

- **Schluss mit Radikaldiäten:** Jede extreme Diät schadet langfristig. Sie senkt den Grundumsatz und bringt die innere Biologie gegen uns auf. Viel besser ist es, Hunger- und Sättigungssignale wieder ernst zu nehmen und dem Körper zu vertrauen.

Daher noch mal der wichtige Hinweis: Ihr Körper ist nicht Ihr Feind, er lässt sich umprogrammieren. Es geht darum, mit der eigenen Biologie zu arbeiten. Wer Bewegung, Ernährung, Schlaf und Stressmanagement klug kombiniert, wird Schritt für Schritt spüren, dass einen der Stoffwechsel unterstützt und ein guter Freund wird.

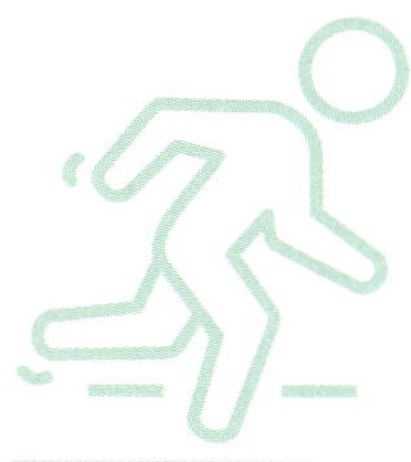

KAPITEL **FÜNF**

Stressabbau durch soziale Stabilität, Atmung, Schlaf und Bewegung

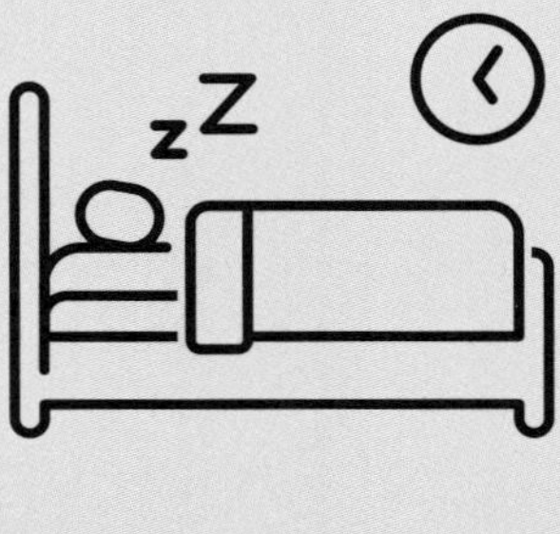

STRATEGIEN JENSEITS DES TELLERRANDS

Mit der richtigen und in diesem Buch vorgestellten Ernährung können Sie schon sehr viel erreichen. Aber es sind noch weitere Dinge zu beachten. Chronischer Stress ist ein Gesamtbelastungsproblem für Körper und Nervensystem. Deshalb schauen wir in diesem Kapitel bewusst und im wahrsten Sinne des Wortes über den Tellerrand. Ich stelle Ihnen Strategien vor, die ebenfalls helfen, den Stoffwechsel wieder ins Gleichgewicht zu bringen. Dazu gehören soziale Stabilität, Atemtechniken, die helfen können, das Nervensystem binnen weniger Minuten aus dem Alarmmodus zu holen, sportliche Bewegung und guter Schlaf. Kurz: Tools, die neben der Ernährung sehr wichtig sind.

SOZIALE STABILITÄT: DER MÄCHTIGSTE STRESSPUFFER UNSERES LEBENS

Schon die Überschrift dürfte so manchen von Ihnen überraschen. Aber ich bin auch aus eigener Erfahrung davon überzeugt, dass es keinen stärkeren Schutzschild gegen Stress gibt als soziale Stabilität. Deshalb spielt dieser Textabschnitt eine besondere Rolle in diesem Buch, weil das für alle Lebensbereiche zentral ist. Es geht um das Verständnis, wie wir Stress biologisch und emotional bewältigen. Dabei will ich weder bewerten noch psychologisieren, denn hier liegen uns klare wissenschaftliche Erkenntnisse vor. Soziale Stabilität ist kein Luxus, sondern ein messbarer Schutzfaktor. Sie dämpft die Cortisolproduktion, stabilisiert den Energiehaushalt und wirkt wie ein natürlicher Puffer gegen die Irrungen und Wirrungen des Alltags. Die Datenlage ist eindeutig: Bei Menschen, die sozial gut in eine Familie, einen Freundeskreis oder eine Gemeinschaft eingebunden sind, arbeitet die Amygdala gedämpft. Das ist gut, weil die Amygdala das Gefühlszentrum im Gehirn ist und vor allem Angst- und Stressreaktionen steuert. Gleichzeitig befindet sich wenig Cortisol im Blut. Der Parasympathikus, der Teil des Nervensystems, der für Ruhe, Erholung und Verdauung zuständig ist, überwiegt.

Die Herzfrequenzvariabilität nimmt zu. Und diese Zunahme jetzt nicht falsch verstehen, denn sie ist gut für uns. Die natürlichen Schwankungen von Herzschlag zu Herzschlag sind ein untrügliches Zeichen für Belastbarkeit und Entspannung. Entzündungsmediatoren hingegen, das sind Botenstoffe, die Entzündungen im Körper anfeuern, bleiben niedrig. Das Gehirn bekommt gleichmäßig Energie, das Körpergewicht bleibt stabil und Heißhungerattacken sind stark reduziert.

WAS IST SOZIALE STABILITÄT?

Soziale Stabilität speist sich aus stabilen emotionalen Bindungen. Dazu gehören Familie, Freundschaften und ein enges soziales Umfeld. Sie wächst durch Zugehörigkeit und Rückhalt in Gruppen, sei es im Verein, am Arbeitsplatz oder in spirituellen Gemeinschaften. Gesellschaftliche und wirtschaftliche Sicherheit, ein fester Arbeitsplatz, funktionierende Sozialsysteme und Frieden bilden das Fundament. Entscheidend ist aber auch das subjektive Gefühl: Vertrauen, Planbarkeit, Selbstbewusstsein und die Fähigkeit, Hilfe anzunehmen und um Unterstützung zu bitten.

Fehlt diese Stabilität, reagiert der Körper mit chronischem Stress. Die Amygdala bleibt daueraktiviert, Cortisol kann dauerhaft auf einem hohen Niveau sein, der präfrontale Cortex, unser Zentrum für klare Entscheidungen, arbeitet nur noch eingeschränkt. Die Folge: Es kommt zu einer Erschöpfung der Stressachse – verbunden mit Schlafstörungen, Konzentrationsschwächen und Stoffwechselblockaden. Selbst bei ansonsten gesunder Lebensweise kann das Gewicht steigen und sich das Erkrankungsrisiko erhöhen. Mit anderen Worten: Soziale Instabilität ist ein stiller Saboteur, der uns von innen aushöhlt.

FRAGILES GLEICHGEWICHT

Soziale Stabilität ist unser stärkster, aber auch unser verletzlichster Stresspuffer. Denn sie hängt von vielen Faktoren ab. Jeder von uns hat individuelle Schwachstellen. Prof. Achim Peters bringt es in seinem Buch „Das egoistische Gehirn" auf den Punkt: „Zehn Minuten psychosozialer Stress verbrauchen mehr Energie als eineinhalb Brötchen."

In meiner Praxis beantworten 95 Prozent meiner Patientinnen und Patienten die Frage „Leiden Sie unter Stress?" mit Ja, gefolgt von dem Satz: „Kann ich aber momentan nicht ändern."

Schauen wir uns das Ganze genauer an: Die Realität der meisten Menschen ist äußerst komplex: Vollzeitjob, Kinder, Pflege von Angehörigen, finanzielle Sorgen, eigene oder familiäre Erkrankungen. Die Liste kann sehr lang sein und die Ratschläge selbsternannter Experten helfen selten weiter. Denn wer nicht im System lebt, versteht nicht, wie wenig Spielraum bleibt. Hinzu kommt, dass wir gerade in sehr unsicheren Zeiten leben. Die meisten von uns sind das nicht gewohnt. Unsere gesellschaftliche und wirtschaftliche Situation ist derzeit nicht so stabil, wie wir uns das wünschen.

Deshalb rede ich viel mit den Menschen, die zu mir in die Praxis kommen, und suche nach Lösungsmöglichkeiten. Denn die Stoffwechselmedizin betrifft nicht ausschließlich die Ernährung. Also wird es oft sehr persönlich. Meines Erachtens beginnt die Lösung mit einer ehrlichen Selbstreflexion: Wo brauche ich Hilfe? Und vor allem: Wo finde ich sie? Ziel muss sein, den sozialen Faktor zu stabilisieren. Aber dafür müssen wir erst mal ein Problembewusstsein entwickeln. Das bedeutet eine differenzierte Analyse der Lebensumstände – und das wiederum bedeutet, klare, strategische und konzeptionelle Gedanken zu fassen. Und natürlich gehören eine gehörige Portion Selbstbewusstsein, Verständnis und Mut zur Veränderung dazu.

ZU WELCHEM TYP MENSCH ZÄHLEN SIE SICH?

Grundsätzlich lassen sich zwei Typen von Menschen unterscheiden. Beide will ich kurz beschreiben. Schauen Sie doch bitte mal, zu welchem Typ Sie sich selbst zählen. Selbstverständlich ist das nicht schwarz-weiß, ich möchte es nur veranschaulichen.

Typ 1: Sie wachsen an Herausforderungen, stellen sich Problemen mutig entgegen, lernen aus Fehlern, grenzen sich ab und sind, wenn nötig, in der Lage, zu priorisieren. Sie wissen, welche Aufgaben wirklich ihre sind und welche nicht. Konflikte scheuen Sie nicht. Sie können Nein sagen und sich notfalls auch von Menschen und Situationen distanzieren, um sich selbst zu schützen. Sie gönnen sich ohne schlechtes Gewissen Pausen und vertagen negative Gedanken. Sie haben hinsichtlich Ihrer Stärken und Schwächen ein gesundes Selbstbewusstsein. Wenn das auf Sie zutrifft: Herzlichen Glückwunsch. Sie haben gute Karten, gesund zu bleiben.

Typ 2: Sie passen sich an, oft auf Kosten der eigenen Bedürfnisse, sind konfliktscheu. Sie stecken viel Energie in kurzfristige Bewältigungsstrategien, nur um den Frieden zu wahren. Das Gefühl, ständig leistungsbereit sein zu müssen, dominiert. Kritik oder Skepsis Ihrer Person gegenüber werfen Sie aus der Bahn und die Gedanken kreisen endlos um ungelöste Konflikte. Wenn Sie sich hier wiederfinden, haben Sie ein Stück Arbeit vor sich, aber es lohnt sich, diese Arbeit anzugehen.

Wichtig in diesem Zusammenhang: Der Unterschied zwischen beiden Typen hat definitiv nichts mit Intelligenz oder Erfolg zu tun. Es geht einzig und allein um den Einsatz und den Verbrauch Ihrer körperlichen Ressourcen. Die Schlüsselwörter in diesem Zusammenhang sind: Selbstbewusstsein und Selbstfürsorge (wie maximal möglich).

Erlauben Sie mir hier ein paar persönliche Worte. Ich selbst gehörte lange zu Typ 2. Ich würde mich nie als schwach bezeichnen. Doch rückblickend ist mir klar geworden, wie viel Lebensenergie ich über Jahre verschwendet habe. Nicht durch äußere Umstände, sondern durch innere Blockaden: ein tief verwurzeltes Gefühl der Unsicherheit, ein brüchiges Selbstbewusstsein und dieses stete Misstrauen, das sich wie ein unsichtbarer Schatten durch mein Leben zog. Es war, als würde ich ständig gegen mich selbst kämpfen.

Die Anstrengung, trotzdem zu funktionieren, wurde zur zweiten Natur. Schlaflosigkeit, pochende Migräne und diese gnadenlosen Ängste. Angst zu versagen, Angst zu verlieren – und eine Erschöpfung, die sich bis in die Knochen fraß. Irgendwann waren sie nicht mehr nur Begleiter, sondern vertraute „Freunde", die ich nie hinterfragte. Sie gehörten einfach dazu wie der Atemzug am Morgen. Doch was ich damals nicht erkannte: Dieser Zustand war kein Schicksal, sondern ein Alarmsignal. Ein Preis, den ich viel zu lange bereit war zu zahlen.

Unsicherheit, fehlendes Selbstbewusstsein und Misstrauen raubten mir Energie. Erst als ich mit Mitte 30 meinen Lebensgefährten traf, einen Menschen von seltener Souveränität, verstand ich, wie anders Leben sein kann. Er war ein großartiger, tief empathischer, hochbegabter Arzt, der vielen Menschen mit seiner Klugheit das Leben rettete. Gleichzeitig war er für seine Familie ein sehr liebevoller, zuverlässiger, treuer, äußerst humorvoller Mensch. In seiner Gegenwart fühlte man sich geborgen und sicher.

Es war ihm nur wichtig, wie die Menschen über ihn dachten, die er liebte und bewunderte, aber nicht sein weiteres Umfeld. Er war zu jedem freundlich, respektvoll und korrekt, das war sein selbstverständlicher menschlicher Anspruch. Aber gefällig habe ich ihn nie erlebt. Doch dann schlug das Schicksal erbarmungslos zu: Er wurde Opfer einer Gewalttat und starb. Für mich brach die Welt zusammen. Es fühlte sich an, als sei in mir eine Bombe explodiert. Zurück blieb eine Hülle aus Schmerz und Liebe, alles andere lag in Trümmern. Monatelang lag ein dichter Nebel über meinem Alltag. Ohne die Verantwortung für meine Kinder, der Unterstützung meines wunderbaren Freundeskreises, meiner Schwiegermutter und meines Psychiaters hätte ich diese Zeit nicht überstanden. Gleichzeitig musste ich weitermachen, unsere Existenz sichern, Entscheidungen treffen, präsent sein. Das kostete mehr Kraft, als ich zu haben glaubte. Für Nebenkriegsschauplätze blieb nichts übrig. Ob man mich sympathisch fand, war mir völlig egal. Ich verhielt mich korrekt und klar.

Und ich zog Grenzen, ein Überlebensinstinkt. Von Menschen, die mir dauerhaft Energie entzogen und mich nicht gut behandelten, habe ich mich getrennt. „Nein" und „Stopp" wurden zu wichtigen Worten, weil mein Körper schnell seine Limits zeigte. Mit jeder klaren Grenze schrumpfte die Angst. Neben der bestehenden, chronischen Trauer entstand etwas Neues: geistige Freiheit. Ein Selbstbewusstsein, das mir zeigt, was ich in den letzten sechs Jahren geleistet hatte – und eigentlich schon mein ganzes Leben. Unter dem Stress verschüttete Ressourcen kamen wieder zum Vorschein. Heute weiß ich: Selbstbewusstsein ist kein Geschenk, sondern eine Entscheidung. Es legt geistiges Potenzial frei, das unter dem Dauerstress begraben lag. Heute schreibe ich neben meiner Praxis Bücher, betreibe wissenschaftliche Forschung, lehre an Weiterbildungsinstituten und promoviere an der Universität Lübeck mit meinen eigenen Daten. Ich kenne meine Stärken und ich mag sie. Ich kenne meine Schwächen und kann gut mit ihnen leben. Wenn ich damit nicht weiterkomme, mache ich einen Plan. Notfalls gehe ich ein paar Schritte zurück, um den nächsten nach vorn besser zu setzen.

MEINE BOTSCHAFT: HANDELN SIE JETZT!

Was mich nach wie vor ärgert, ist, dass ich nicht früher gehandelt habe. Erst als meine Kraft völlig aufgebraucht war, habe ich aus purem Selbstschutz Selbstbewusstsein gelernt. Eine jahrzehntelange Verschwendung von Zeit und Ressourcen, die vermeidbar gewesen wäre.

Deshalb mein Rat an Sie: Warten Sie nicht auf den Kollaps. Stellen Sie Ihre seelische Gesundheit an die erste Stelle. Das ist nicht egoistisch. Wer innerlich stabil ist, wird zum Fels in der Brandung und legt enormes geistiges Potenzial frei. Davon profitieren nicht nur Sie selbst, sondern auch Partner, Kinder und Freunde. Also schauen Sie genau hin! Dazu gehört, Gefühle zuzulassen und klar zu benennen, ganz ohne

Schönreden. Wer seine Stressoren kennt, versteht auch, was Energie raubt und was Kraft gibt – und kann sich bewusst entscheiden. Statt nur zu erdulden, lohnt es sich, aktiv zu gestalten: Nicht alles lässt sich sofort ändern, aber vieles kann man optimieren. Notfalls auch die eigene Haltung dazu. Schon der Entschluss „Ich ändere das, sobald es möglich ist." kann spürbar entlasten.

Hilfe wirkt dann am besten, wenn sie nicht vorgibt, sondern versteht: Suchen Sie Menschen, die gut zuhören und die richtigen Fragen stellen. Unabhängige, kluge Freundinnen und Freunde sind oft hilfreicher als Familie. Sie sind frei von Rollen und Abhängigkeiten und sehen klarer.

Bleiben Sie realistisch: Ein vollkommen stressfreies Leben gibt es nicht. Doch Sie können gegensteuern, indem Sie Prioritäten setzen, Grenzen ziehen und Unterstützung annehmen, wenn Sie feststecken. Denn noch mal: Soziale Stabilität ist der stärkste Schlüssel zur körperlichen Gesundheit. Wer sich innerlich gut hält, hält auch andere besser. Und das Leben hält mehr Gutes bereit.

CLEVER ATMEN – DIE HOCHEFFEKTIVE ANTISTRESSSTRATEGIE

Eine der nachweislich besten und jederzeit verfügbaren Ressourcen zur Stressbewältigung ist richtiges Atmen. Denn der eingeatmete Sauerstoff ist Leben. Jede Körperzelle braucht ihn, um Fett und Zucker zu verbrennen und um Energie zu erzeugen. Die Hauptrolle bei der Atmung übernimmt die Lunge. Vom ersten Atemzug nach der Geburt bis zum letzten – das lebenswichtige Organ arbeitet ein Leben lang, bis wir es aushauchen. Bis zu 20.000 Liter pumpen wir Tag für Tag durch die Lunge, mit jedem Atemzug mindestens einen halben Liter.

Wie kein anderes Organ spiegelt die Lunge zudem unsere Gefühle wider. Aufregung weitet die Bronchien. Mehr Luft strömt hinein, man atmet tiefer und reichert so das Blut mit viel Sauerstoff an, der das Feuer in unseren Muskeln zum Lodern bringt. So können wir vor dem angreifenden Säbelzahntiger fliehen. Bei Entspannung ziehen sich die

Bronchien wieder zusammen und der Atem geht ruhig und gleichmäßig. Die Lunge ist es, die unsere 70 Billionen Körperzellen mit Sauerstoff versorgt. Über den Atem können wir auch unsere Gefühle steuern. Babys können das noch nicht – sie lachen und weinen mit dem ganzen Körper. Wir Erwachsenen haben gelernt, diese Gefühle zu unterdrücken, das Seufzen zu versagen, das tiefe Atmen. Wenn wir den Atem anhalten oder sehr flach atmen, nehmen wir unsere Gefühle weniger wahr. Deshalb halten wir bei Schmerzen unwillkürlich die Luft an. Das Gleiche machen wir bei seelischen Schmerzen. Statt sie in Luft oder – besser gesagt – Atemluft aufzulösen, drücken wir sie hinunter.

Es ist wirklich nicht zu weit hergeholt, wenn ich sage, dass unser Atem unsere Seelenlage widerspiegelt. Ängstliche Menschen oder jene, die Schlimmes erlebt haben, atmen oft flach und unruhig. Depressive Stimmungen machen den Brustkorb eng und Stress verspannt den gesamten Körper. Vor allem der Rücken leidet, er bleibt steif und biegt sich nicht geschmeidig mit dem Atmen. Leider schleifen sich bei uns allen im Laufe des Lebens Atemgewohnheiten ein. Doch das lässt sich wieder rückgängig machen. Der berühmte Dichter Christian Morgenstern hat es auf den Punkt gebracht: „Den Puls des eigenen Herzens fühlen. Ruhe im Inneren, Ruhe im Äußeren. Wieder Atem holen lernen. Das ist es."

Recht hatte er: Die richtige Atmung ist eine äußerst wirkungsvolle Medizin. Sie ist die einzige vegetative Funktion, die wir bewusst steuern können, und der direkte Weg ins autonome Nervensystem. Schauen wir uns mal etwas genauer an, was da so alles im Körper passiert.

Stellen Sie sich zwei Pedale vor. Ein Pedal sorgt für Aktion und trägt den Namen „Sympathikus". Das andere Pedal sorgt für Entspannung und trägt den Namen „Parasympathikus". Das Problem in unserem hektischen Alltag ist den meisten von Ihnen bestens bekannt: Meist ist das Aktionspedal gedrückt und man vergisst völlig, auch das andere Pedal zu benutzen. Die Folgen habe ich in den letzten Kapiteln schon ausführlich erklärt: chronischer Stress, erhöhte Cortisolspiegel oder gar eine Cortisolresistenz, Schlafprobleme, Hungerattacken, der Körper im permanenten Notfallmodus.

Glücklicherweise gibt es einen Reset-Knopf – das ist die Atmung. Bei bewusst langsamer und tieferer Atmung machen wir etwa sechs Atemzüge pro Minute. Dabei schwingen Herz, Kreislauf und Atmung in einem optimalen Takt. Der Fachbegriff dafür lautet Resonanzfrequenz. Diese Resonanzfrequenz verstärkt die sogenannten Baroreflexe. Das sind Reflexe, die Blutdruckschwankungen ausgleichen und das Herzratenvolumen steigern. Als Folge übernimmt der Parasympathikus die Oberhand, wir fühlen uns ruhiger und ausgeglichener. Eine in der Fachzeitschrift „Nature" veröffentlichte Studie[8] hat zudem gezeigt, dass es zu messbaren Veränderungen des Cortisolspiegels kommt.

Gesteuert wird das Ganze über den Vagusnerv. Etwa 70 bis 80 Prozent der Nervenfasern im Parasympathikus gehören zum Vagusnerv, der wie eine Datenautobahn zwischen Gehirn, Herz, Darm und Immunsystem fungiert. Dieser Nerv ist so etwas wie der Dirigent unseres Wohlbefindens. Wenn der vagale Einfluss steigt, sinkt der Puls und wir wechseln in einen physiologischen Entspannungszustand. Das haben Messungen eindeutig gezeigt. Das Wichtigste in diesem Zusammenhang: Der Vagusnerv liebt langsame, gleichmäßige und tiefe Atemzüge.

Um noch besser zu verstehen, welche Bedeutung die Atmung hat, sollten Sie auch wissen, was bei schlechter Atmung im Körper passiert. Der Sympathikus übernimmt das Kommando, der Cortisolspiegel steigt, der Heißhunger auf Fett und Zucker nimmt zu. Gleichzeitig bremst der Sympathikus die Verdauung. Der Darm tritt quasi in den Streik und bringt seine Unzufriedenheit mit Blähungen und Verstopfungen zum Ausdruck. Über kurz oder lang kann es sogar zu einem Nährstoffmangel kommen. Zudem speichert der Körper Fett, statt es zu verbrennen.

Was also tun, wie das richtige Pedal drücken? Glücklicherweise gibt es gleich mehrere, leicht zu erlernende und praktisch überall und jederzeit durchführbare Atemtechniken, mit denen Sie den Parasympathikus sofort aktivieren können.

8 www.nature.com/articles/s41598-022-27247-y

DIE RESONANZATMUNG – DIE NOTFALLMASSNAHME BEI AKUTEM STRESS

Man bezeichnet die Resonanzatmung auch als 4-7-8-Atmung, und das nicht ohne Grund. So funktioniert sie:

- Vier Sekunden durch die Nase einatmen.
- Sieben Sekunden den Atem anhalten.
- Acht Sekunden langsam durch den Mund ausatmen (am besten mit einem leichten Whoosh-Geräusch).

Ideal sind insgesamt etwa drei bis fünf Minuten.

Eine 2019 im „Journal of Ayurveda and Integrative Medicine“ veröffentlichte Studie[9] hat gezeigt, dass diese Methode den Parasympathikus binnen zwei Minuten hochfährt. Sie ist ideal bei akutem Stress, Wut im Bauch, wenn man nicht abschalten kann oder wenn eine Heißhungerattacke droht. Diese Zeit sollten Sie sich nehmen.

BAUCHATMUNG – DIE IMMER NOCH UNTERSCHÄTZTE SUPERKRAFT

Wer häufig oder ständig unter Stress steht, atmet wie jemand, der auf der Flucht ist: kurz, flach und vor allem in die Brust. Dabei ist die Bauchatmung, auch Zwerchfellatmung genannt, unser natürlicher Atemmodus, mit dem wir auf die Welt kommen. Bei schlafenden Babys ist das sehr schön zu beobachten: Ihr Bauch hebt und senkt sich ruhig, der Brustkorb bleibt dabei relativ still. Dieses tiefe Atmen nutzt das Zwerchfell als Hauptatemmuskel und versorgt den Körper effizient mit Luft, während es zugleich den Vagusnerv stimuliert.

Doch nicht nur Stress führt dazu, dass die Bauchatmung kaum zum Zuge kommt. Ein weiterer Grund ist unser sitzender Lebensstil. Stundenlange Bildschirmarbeit und eine gekrümmte Haltung klemmen das Zwerchfell förmlich ein. Statt der Bauchdecke arbeiten

[9] https://www.sciencedirect.com/science/article/pii/S0975947617303224

dann Hilfsmuskeln in Nacken und Schultern. Das führt zu flacher Atmung. Nicht zu unterschätzen ist zudem der Korsetteffekt. Enge Kleidung, ständiges Baucheinziehen und Schuhe mit hohen Absätzen behindern die natürliche Bewegung der Bauchdecke. Und nicht selten fehlt einfach das Bewusstsein. Atmen ist zwar automatisch, aber nicht immer optimal. Wie beim Gehen oder Kauen können sich ungünstige Gewohnheiten einschleifen.

Die Folgen einer verlernten Bauchatmung spüren wir an mehreren Stellen. Erstens steigt der innere Druck: Eine flache, schnelle Brustatmung führt zu einer weniger effizienten Belüftung der Lunge und der Körper bleibt im Alarmmodus. Das sympathische Nervensystem dominiert, der Cortisolspiegel befindet sich auf einem hohen Level. Zweitens leidet die Verdauung: Bei jedem tiefen Atemzug bewegt sich das Zwerchfell wie ein Kolben nach unten und oben, massiert Leber, Magen und Darm und unterstützt so die Darmbewegung. Diese innere Massage fällt leider weg und macht die Verdauung träger. Drittens nehmen Rücken- und Nackenbeschwerden zu: Wenn das Zwerchfell zu wenig arbeitet, müssen Nacken- und Schultermuskeln ständig mitatmen. Dadurch verspannen sie schneller. Auch die tiefe Rumpfstabilität leidet und belastet den unteren Rücken. Viertens verschlechtert sich der Schlaf: Wer nachts überwiegend in die Brust atmet, bleibt leichter erregbar und wacht häufiger auf, weil der Körper unbewusst auf Wachsamkeit eingestellt ist.

Kurz: Je häufiger Sie die Bauchatmung anwenden, desto besser. Und um wieder ein Gefühl für die Bauchatmung zu bekommen, sollten Sie mehrmals täglich folgendes Prozedere durchführen:

- Legen Sie eine Hand auf den Bauch und eine auf die Brust.
- Atmen Sie rund vier Sekunden tief durch die Nase ein.
- Achten Sie bei der Einatmung darauf, dass sich nur der Bauch hebt. Die Brust bleibt ruhig.
- Den Atem kurz halten und dann langsam ausatmen. Ideal ist es, wenn die Ausatmung länger dauert als die Einatmung.

DIE WECHSELATMUNG (NADI SHODHANA)

Wie der Name in Klammern schon vermuten lässt, stammt diese Form der Atemtechnik aus dem Yoga. Neben der Dehnung spielt die Atmung beim Yoga eine besondere Rolle. Diese Übung ist nachweislich in der Lage, das parasympathische Nervensystem und damit auch den Vagusnerv zu aktivieren. Sie beruhigt die Herz- und Atemfrequenz, senkt das Stressempfinden, hilft dabei, sich zu fokussieren. Und so führen Sie die Wechselatmung durch:

- Schließen Sie mit dem Daumen das rechte Nasenloch und atmen Sie durch das linke Nasenloch ein.
- Den Atem kurz halten.
- Dann mit dem Ringfinger das linke Nasenloch schließen und durch das rechte Nasenloch ausatmen.
- Im zweiten Durchgang dann rechts einatmen und links ausatmen.
- Das Ganze fünf bis zehn Runden immer im Wechsel.

KOHÄRENZATMUNG – FÜR EIN PLUS AN RESILIENZ

Diese Methode ist denkbar einfach umzusetzen, wirkt aber dennoch außerordentlich gut: eine sanfte, gleichmäßige Nasenatmung mit nur fünf bis sechs Atemzügen pro Minute. Sprich: etwa alle zehn bis zwölf Sekunden ein- und ausatmen. Ein- und Ausatmung dauern dabei gleich lang, also beispielsweise 5,5 Sekunden einatmen und 5,5 Sekunden ausatmen. Das alles ohne Druck, ohne Pressen oder Anstrengung. Ziel dieser Übung ist, Atmung, Herzschlag und Blutdruck im Gleichtakt schwingen zu lassen. Fachleute nennen das HRV-Kohärenz.

Warum es wirkt: Die langsame, rhythmische Atmung aktiviert über den sogenannten Baroreflex und die natürliche Atem-Herz-Kopplung (Fachbegriff: respiratorische Sinusarrhythmie) den Parasympathikus – also den Teil des Nervensystems, der für Entspannung sorgt. Die Folgen: Das erhöht die Herzfrequenzvariabilität (HRV), beruhigt Puls und Muskeltonus und senkt das subjektive Stressempfinden. Viele spüren innerhalb weniger Minuten mehr Ruhe und Klarheit.

So gehen Sie dabei vor:

1. **Haltung:** aufrecht, aber entspannt sitzen; Lippen geschlossen, nur durch die Nase atmen.
2. **Bauchatmung:** Die Bauchdecke darf und sollte sich sichtbar bewegen.
3. **Rhythmus finden:** 5,5 Sekunden einatmen, 5,5 Sekunden ausatmen (oder die 4-6-Atmung, wenn man extrem gestresst ist).
4. **Dauer:** fünf Minuten, am besten ein- bis zweimal täglich. Bei akutem Stress können schon ein bis drei Minuten helfen.
5. **Taktgeber:** am besten eine kostenlose App nutzen.

Die Kohärenzatmung wirkt sehr gut bei akutem Stress, etwa vor einem Meeting, oder zur Entspannung am Abend. Sie bereitet den Körper optimal auf den Schlaf vor. Sie ist aber auch bestens als Reset zwischendurch geeignet, wenn der Kopf zu platzen droht.

Typische Fehler bei dieser Methode sind ein zu tiefes und forciertes Atmen. Man spricht auch von Luftschaufeln. Denn das kann Schwindel auslösen. Viele heben auch unbewusst die Schultern auf und ab und verwechseln das mit der Bauchatmung. Die Schultern sollten aber ruhig bleiben. Ideal ist ein leises und müheloses Atmen.
Wichtig: bei Unruhe oder Panik sofort abbrechen.

WIE STRESS UND CORTISOL DEN SCHLAF SABOTIEREN – UND WAS DAGEGEN HILFT

Einfach das Licht ausschalten, die Augen schließen und in Morpheus' Arme sinken, ungestört durchschlafen und morgens munter aufwachen: So sieht erholsame Nachtruhe aus. Doch viele Menschen können davon nur träumen. Laut neuesten Erhebungen der Barmer leiden mindestens sechs Millionen Bundesbürger unter gravierenden Ein- und Durchschlafstörungen, mehr als eine Million greift gar regelmäßig zur Schlaftablette. Die Dunkelziffer dürfte deutlich höher liegen. Allein bei meinen Patienten gibt durchschnittlich jeder Zweite in der Anamnese Ein- und Durchschlafstörungen an. Schlaf und Traum, die Zwillinge der Nacht, sind in das Räderwerk der modernen Welt geraten. Dazu gehören Probleme, überhaupt zur Ruhe zu kommen, nächtliches Wachliegen, vorzeitiges Aufwachen oder Schwierigkeiten, morgens aus den Federn zu finden. Aber auch Schnarchen, Atemaussetzer, Zähneknirschen, Albträume und Schlafwandeln. Insgesamt kennt die Medizin 88 verschiedene Schlafstörungen.

Die Hauptschuldigen für schlechten Schlaf und nächtliches Wachsein sind Stress, Übergewicht und aus den Fugen geratene Cortisolspiegel. Doch bevor wir näher darauf eingehen, möchte ich Ihnen ein wenig mehr über den Schlaf und seine Bedeutung erzählen.

DAS RÄTSEL „SCHLAF"

Eine Frage, die sich Menschen vermutlich schon seit Jahrtausenden stellen: Warum schlafen wir überhaupt? Vollständig entschlüsselt sind die Mechanismen noch nicht, aber einiges wissen wir. So wird die bleierne Müdigkeit, die uns den nächtlichen Schlaf beschert, in Teilen von unserer inneren Uhr gesteuert. Dabei handelt es sich um ein kleines Gehirnareal im Hypothalamus, den wir uns mal etwas genauer anschauen. Diese chronobiologische Schaltzentrale hat den unaussprechlichen Namen „suprachiasmatischer Nukleus", kurz SCN. Dabei handelt es sich um zwei reiskorngroße Gehirnkerne direkt über dem Sehnerv mit vielfältigen Funktionen:

- Über die Ausschüttung von Hormonen wie Melatonin, Serotonin und Cortisol beeinflussen sie alle wichtigen Körpervorgänge.

- Abends fluten sie den Organismus mit dem Schlafhormon Melatonin und sorgen so für die nächtliche Ruhe.
- Morgens sind es die Stresshormone Serotonin und Cortisol, die uns wach machen.
- Die Clock-Gene (Uhr-Gene) beeinflussen zudem Blutdruck, Herzfrequenz, Körpertemperatur und alle anderen Hormone.

Fest steht: Wir alle gehorchen dieser chronobiologischen Schaltzentrale. Den größten Einfluss haben dabei die sogenannten zirkadianen, also täglichen Rhythmen. Als ultradiane Rhythmen bezeichnen Chronobiologen jene Abläufe, die sich innerhalb eines Tages wiederholen. Sie regulieren geistige, körperliche und emotionale Funktionen. So kommt es alle 90 Minuten zu einer Ermüdungsphase. Selbst der ehrgeizigste Workaholic lässt dann mal alles stehen und liegen, holt sich einen Kaffee, geht zur Toilette oder schwatzt mit Kollegen.

Von dieser Schaltzentrale geht abends das Signal an Botenstoffe und Hormone, die uns schläfrig machen. Je länger wir vorher wach waren, desto größer ist die Erschöpfung. Was dann passiert, hat die moderne Wissenschaft weitestgehend entschlüsselt: In der nächtlichen Ruhezeit sind einzelne Körpersysteme besonders aktiv. Dazu gehören die Verdauung und das Immunsystem. Besonders wichtig: Nachts verarbeitet das Gehirn die tagsüber gewonnenen Informationen im Langzeitgedächtnis. Übrigens wieder mithilfe von Cortisol. Das dringt dabei tief in den Zellkern der Neuronen ein und nimmt durch die Bindung an zwei unterschiedlich empfindliche Rezeptoren direkt Einfluss auf Funktion und Programmierung der Nervenzelle. Der Schlaf hilft, Gelerntes neue Bewegungen beim Sport zu verinnerlichen (siehe Kasten). Er unterstützt dabei, emotionale Erlebnisse zu verarbeiten. Zudem schüttet der Körper Wachstumshormone aus, die für die Reparatur von Zellen wichtig sind. Zu wenig/gestörter Schlaf führt unter anderem zu Krankheitsanfälligkeit, Reizbarkeit und Konzentrationsschwierigkeiten, aber auch zur Veränderung der Nervenzellen und damit zur Veränderung des Denkens – bis zur Veränderung der Persönlichkeit.

Lernbooster guter Schlaf

Wer sich tagsüber mit einer neuen Software herumschlägt, Klavierakkorde übt oder die ersten Salsaschritte wagt, sollte eines nicht vernachlässigen: eine erholsame Nacht. Denn während wir schlafen, arbeitet das Gehirn auf Hochtouren und verwandelt frisch Gelerntes in langfristige Fähigkeiten. Wichtig in diesem Zusammenhang: Unser Gehirn speichert nicht alles gleich ab. Motorische Abläufe wie Tanzen oder komplexe Handgriffe am Klavier werden im prozeduralen Gedächtnis verankert und dieses profitiert besonders von einer guten Nachtruhe. Studien zeigen: Wer nach dem Lernen ausreichend schläft, behält die neuen Fähigkeiten besser und wendet sie präziser an. Motorische Fertigkeiten festigen sich vor allem im REM-Schlaf – jener Phase, in der wir intensiv träumen. Und die tritt vermehrt in der zweiten Nachthälfte auf.

WAS PASSIERT NACHTS IM GEHIRN?

Während wir schlafen, durchläuft das Gehirn mehrere Prozesse, die das Tagsüber Gelernte optimieren. Dazu gehören:

- **Synapsenstärkung:** Nervenzellen, die für die neue Fähigkeit aktiv waren, werden selektiv verstärkt. Unwichtige Verbindungen schwächen sich ab, das Gehirn sortiert sozusagen das Wissen.

- **Wiederholtes Abspielen:** Das Gehirn reaktiviert die gelernten Bewegungsmuster im Schlaf, fast so, als würde es sie im Zeitraffer üben. Bei Musikern etwa wurde nachgewiesen, dass sich die für das Spiel relevanten Hirnareale nachts noch mal aktivieren.

- **Integration in bestehende Netzwerke:** Neue Informationen werden mit Vorwissen verknüpft. Wer bereits Klavier spielen kann und nun neue Jazz-Akkorde lernt, profitiert davon, dass das Gehirn die neuen Muster in die bestehenden Schaltkreise einbaut.

- **Emotionale Verankerung:** Positive oder negative Gefühle, die mit dem Lernen verbunden waren (zum Beispiel Freude über einen Fortschritt oder Frust bei Fehlern), werden im Schlaf verarbeitet – und prägen, wie motiviert wir am nächsten Tag weitermachen.

Der perfekte Lernrhythmus: vormittags pauken, abends wiederholen, dann schlafen.

Wer eine neue Sprache lernt oder komplexe Abläufe trainiert, sollte, wenn möglich, den Tagesablauf strategisch nutzen: Am besten ist es, vormittags zu lernen, denn dann ist das Gehirn frisch und aufnahmefähig. Eine kurze Wiederholungssession am frühen Abend festigt das Gelernte. Doch Vorsicht: Wer direkt vor dem Schlafengehen noch intensiv übt, riskiert Einschlafprobleme. Der Körper ist dann noch im Aktionsmodus.

DIE ARCHITEKTUR DER NACHT

Tauchen wir noch ein wenig tiefer in das stille Wunder ein, das sich jede Nacht in unserem Körper abspielt. Es handelt sich um einen präzise getakteten Rhythmus aus Phasen, die uns nicht nur erholen, sondern uns buchstäblich neu zusammensetzen. Vier- bis sechsmal pro Nacht durchlaufen wir einen etwa 90- bis 110-minütigen Zyklus, der weit mehr ist als eine mehrstündige Pause. Vielmehr handelt es sich um ein biologisches Meisterwerk der Regeneration, des Lernens und der emotionalen Verarbeitung.

Doch was passiert wirklich, wenn wir die Augen schließen?

DAS EINSCHLAFEN – SANFTES HINEINGLEITEN

In den ersten Minuten entspannt sich der Körper, die Muskeln lassen los, die Augen gleiten langsam unter den Lidern hin und her. Das Gehirn, sonst ein Orchester aus synchronen Signalen, beginnt zu stottern: Die Aktivität wird unregelmäßig, fast schon chaotisch. Dann gleiten wir hinüber in den Leichtschlaf. Im EEG ist das an den sogenannten Schlafspindeln und K-Komplexen zu sehen, die ganz charakteristische Muster aufweisen. Diese winzigen elektrischen Blitze treten nicht zufällig auf. Sie wirken wie Filter, die störende Reize abblocken, und gleichzeitig als Gedächtnisarchitekten, die besonders motorische Fähigkeiten – ein neues Instrument beherrschen oder eine sportliche Bewegung – im Schlaf festigen.

DER TIEFSCHLAF – DER KÖRPER REPARIERT SICH SELBST

Im Tiefschlaf offenbart sich die die wahre Magie des Schlafens. Dominiert von langsamen, wogenden Deltawellen, sinkt der Körper in eine fast unweckbare Starre. Muskelspannung, Puls und Blutdruck sinken, die Körpertemperatur fällt. In dieser Phase, die vor allem in der ersten Nachthälfte dominiert, schüttet der Körper pulsförmig Wachstumshormone aus. Zur Erinnerung: Das ist ein biochemischer Reparaturtrupp, der Gewebe erneuert, das Immunsystem stärkt und kleine Verletzungen heilt. Doch nicht nur der Körper profitiert: Das Gedächtnis durchlebt jetzt seine produktivste Phase. Während wir regungslos daliegen, führt der Hippocampus – unser innerer Bibliothekar – ein intensives Gespräch mit dem Neokortex. Vokabeln, Daten, Fakten. Sie wissen es bereits: Alles, was wir tagsüber gelernt haben, wird nun abgespeichert, sortiert und verknüpft. Wer vor einer Prüfung die Nacht durchlernt, opfert genau diese Phase und riskiert, dass sich das Wissen nicht festigen kann.

DER REM-SCHLAF – DAS KINO DER SEELE

In der zweiten Nachthälfte übernimmt der REM-Schlaf, auch Traumschlaf genannt, das Kommando. REM steht für Rapid Eye Movement, also schnelle Augenbewegungen. Warum es zu diesen Augenbewegungen kommt, ist immer noch nicht vollständig entschlüsselt. Die naheliegendste Erklärung: Wenn wir träumen, scannen unsere Augen die imaginäre Szene ab, als würden wir einen Film anschauen. Tatsächlich zeigen Studien, dass die Richtung der Augenbewegungen manchmal mit der räumlichen Dynamik des Traums übereinstimmt. Wenn jemand von einem Tennismatch träumt, bewegen sich die Augen oft horizontal, als würde man dem Ball folgen. Bei vertikalen Bewegungen wie beim Klettern oder Fliegen registrierten Forscher entsprechend aufwärts- oder abwärtsgerichtete REM-Phasen. Doch trotz dieser Erkenntnisse ist immer noch nicht gänzlich bewiesen, dass wir den Traumbildern tatsächlich folgen.

Der REM-Schlaf nimmt etwa 25 Prozent unserer Schlafzeit in Anspruch. In dieser Zeit tobt das Gehirn in einem Sturm aus Aktivität, während der Körper fast vollständig gelähmt ist. Diese Muskellähmung, Atonie genannt, ist kein Zufall: Sie verhindert, dass wir unsere Träume ausleben. Puls und Atmung werden unregelmäßig, die Thermoregulation schaltet auf Sparflamme, der Körper ist ganz auf das Innere konzentriert.

Stellt sich die Frage: Was soll das? Warum dieser Aufwand? Die Antwort: weil der REM-Schlaf unser emotionales Gleichgewicht und unsere kreativen Fähigkeiten formt. Hier werden nicht Fakten gepaukt, sondern Erlebnisse verarbeitet: Ängste abgebaut, Konflikte durchgespielt, neue Bewegungsabläufe in neuronale Netzwerke integriert. Das Kleinhirn arbeitet Hand in Hand mit der Großhirnrinde, um Gelerntes nicht nur zu speichern, sondern flüssig zu machen. Ein Pianist, der eine neue Etüde übt, wird sie erst nach einer REM-Phase wirklich gut spielen können, nicht nur mechanisch, sondern mit Gefühl.

WENN DIE NACHT ZUM FEIND WIRD

Sie wissen nun, wie außerordentlich effektiv unser Körper die Nacht und den Schlaf nutzt, um uns zu regenerieren. Doch was passiert, wenn dieses System aus dem Takt gerät? Wenn die natürliche Abfolge der Schlafzyklen nicht mehr funktioniert, weil ein unsichtbarer Störfaktor im Hintergrund wirkt: chronischer Stress.

Chronischer Stress ist wohl der schlimmste Schlafräuber. Er macht das Bett zum Schauplatz eines stillen Kampfes. Die Gedanken kreisen, der Körper bleibt angespannt – und statt in erholsame Schlafphasen abzugleiten, erleben wir stundenlanges Wachliegen, häufiges Aufwachen oder einen Schlaf, der morgens kein Erholungsgefühl hinterlässt. Schuld daran ist oft der Hauptdarsteller dieses Buches: das Hormon Cortisol. Sie wissen es bereits: In der richtigen Dosis ist es unser Verbündeter, der uns wach und handlungsfähig hält. Doch wenn es zur falschen Zeit und in zu hoher Konzentration ausgeschüttet wird, mutiert es zum stillen Saboteur unserer Nacht.

Das Gleiche gilt bei einer Cortisolresistenz. Auch sie kann Schlafstörungen verursachen, allerdings auf eine paradox klingende, aber biologisch logische Weise. Während ein zu hoher Cortisolspiegel den Schlaf stört, indem er uns wach hält, führt eine Resistenz gegen Cortisol zu einem völlig anderen, aber ebenso dramatischen Problem: Der Körper verliert die Fähigkeit, Stresssignale richtig zu regulieren. Leider mit verheerenden Folgen für den Schlaf-wach-Rhythmus.

Schauen wir uns das etwas genauer an: Normalerweise sorgt Cortisol dafür, dass wir morgens wach werden und abends zur Ruhe kommen, indem es gegen Abend absinkt und Platz für Melatonin macht, das berühmte Schlafhormon. Doch wenn die Zellen unempfindlich gegen Cortisol werden, gerät dieses System aus dem Gleichgewicht. Der Körper interpretiert die ausbleibende Wirkung fälschlicherweise als Cortisolmangel und schüttet noch mehr von dem Hormon aus, allerdings ohne den gewünschten Effekt. Das stört die natürliche Melatonin-Produktion. Melatonin, das normalerweise abends ansteigt, um Müdigkeit auszulösen, wird entweder zu spät, zu wenig oder gar nicht freigesetzt.

Gleichzeitig hemmt das Ungleichgewicht die Umwandlung von Serotonin in Melatonin, was den Einschlafprozess zusätzlich erschwert.

Hinzu kommt, dass die Cortisolresistenz oft mit Entzündungen und Stoffwechselstörungen einhergeht, die den Schlaf weiter destabilisieren. Der Körper bleibt in einem Daueralarmzustand und die Folgen sind häufiges Aufwachen, unruhiger Schlaf und das Gefühl, morgens wie gerädert aufzustehen, obwohl man scheinbar ausreichend geschlafen hat.

Um diesen Teufelskreis zu durchbrechen, ist es wichtig, die Empfindlichkeit der Cortisolrezeptoren wiederherzustellen. Wie Sie Stress, erhöhte oder aus den Fugen geratene Cortisolspiegel gut in den Griff bekommen, erfahren Sie in diesem Buch. Hier aber ein paar SOS-Tipps, die sofort helfen können:

- **Kohlenhydrate:** Für einen stabilen Schlaf spielt das richtige Kohlenhydrattiming eine entscheidende Rolle. Wichtig hierbei: Das ist sehr individuell und sollte von eventuellem Übergewicht, der eigenen Fettverbrennung und der Stoffwechselleistung abhängig gemacht werden. Menschen ohne Übergewicht können etwa 90 Minuten vor dem Schlafengehen eine kleine Portion komplexer Kohlenhydrate zu sich nehmen. Das kann eine halbe Süßkartoffel oder eine kleine Scheibe Sauerteigbrot mit Mandelmus sein. Diese Mahlzeit verhindert nächtliche Unterzuckerungen, die häufig um drei Uhr morgens zu Cortisolspitzen führen. Wichtig ist aber: Bitte keinen Zucker und kein Weißmehl essen. Denn sie sorgen für eine Blutzuckerachterbahn und verschlimmern das Problem.

- **Magnesium und Vitamin B_6**, am besten auf natürliche Weise. Eine Banane mit einem Esslöffel Mandelmus oder eine Handvoll Kürbiskerne liefert nicht nur Tryptophan, die Vorstufe von Melatonin, sondern auch Magnesium, das das Nervensystem beruhigt. Kürbiskerne sind empfehlenswert, da sie zusätzlich Zink enthalten, das die Stressresistenz unterstützt. Menschen mit Übergewicht können an der Stelle anstatt der Banane auf grünes Blattgemüse (Spinat, Mangold,

Grünkohl, Feldsalat) mit ein paar Mandeln oder Kürbiskernen und einem Esslöffel Kürbiskernöl zurückgreifen.

- **Abendtee:** Eine Tasse Kamille kombiniert mit Zitronenmelisse wirkt in Kombination mit Magnesium und Vitamin B_6 doppelt: Zitronenmelisse reduziert subjektiven Stress und beruhigt das Nervensystem, während Kamille auf die GABA-Rezeptoren wirkt, ähnlich wie ein mildes Beruhigungsmittel.

- **4-7-8-Atmung,** die schon auf Seite 134 beschriebene Atemtechnik. Vier Sekunden durch die Nase einatmen, sieben Sekunden die Luft anhalten, acht Sekunden mit einem leichten Whoosh ausatmen. Insgesamt etwa zwei bis drei Minuten. Diese kurze Maßnahme aktiviert den Parasympathikus und senkt den Cortisolspiegel.

- **Kälteschock:** Bei akuter Unruhe kaltes Wasser für 30 Sekunden über die Handgelenke laufen lassen oder Eiswürfel kurz in den Händen halten. Der Kältereiz unterbricht die Stressschleife im Gehirn und setzt Endorphine frei. Alternativ funktioniert ein dreiminütiges kühles Fußbad bei einer Wassertemperatur von 18 bis 20 °C. Das senkt die Körperkerntemperatur und das hilft beim Einschlafen.

- **Progressive Muskelentspannung,** aber nur die Quick-Variante für fünf Minuten! Nacheinander folgende Muskeln für fünf Sekunden intensiv anspannen und dann abrupt loslassen:
  - Füße (Zehen krallen)
  - Waden (Fersen in die Matratze drücken)
  - Oberschenkelvorderseite (anspannen)
  - Gesäß (zusammenkneifen)
  - Bauch (einziehen)
  - Hände (Fäuste ballen)
  - Schultern (hochziehen)

Wirkung: Das unterbricht das Grübeln und signalisiert dem Körper: „Alles ist sicher, du kannst schlafen."

- **Stressfreie Zone:** Es ist hilfreich, das Schlafzimmer in eine schlafgerechte Zone zu verwandeln. Eine effektive Strategie ist es die Dunkeltherapie. Ab etwa 20:00 Uhr sollten Sie die Helligkeit auf etwa 50 Prozent reduzieren. Das Schlafzimmer sollte komplett abgedunkelt sein. Falls das nicht geht, rate ich zu einer Schlafmaske aus Seide. Sie ist besonders atmungsaktiv. Schon minimales Licht, zum Beispiel von Weckern, kann die Melatoninausschüttung unterdrücken.

DAS SOLLTEN SIE UNBEDINGT VERMEIDEN

- **Alkohol:** Er hilft zwar manchmal beim Einschlafen, zerstört aber die wichtige zweite Nachthälfte!
- **Spätes, intensives Training:** Das erhöht das Cortisol für bis zu sechs Stunden.
- **Streit vor dem Schlaf:** Er aktiviert die Amygdala und damit das Angstzentrum.
- **Schlafen mit vollem Magen:** Vorsicht! Vor allem besonders bei fettigen Speisen.
- **Kein Social Media im Bett:** Untersuchungen zeigen, dass Social-Media-Aktivitäten den Cortisolspiegel erhöhen.

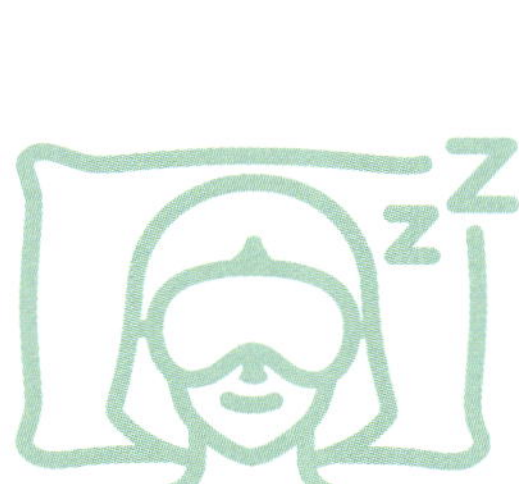

DIE HÄUFIGSTEN SCHLAFSTÖRUNGEN – URSACHEN UND HILFE

Einschlafstörungen

Das mit Abstand häufigste Problem. Die Uhr tickt, die Minuten mutieren zu Stunden – und während der Rest der Welt längst in tiefer Ruhe versinkt, ist man selbst hellwach. Die Gedanken kreisen, der Körper fühlt sich an wie unter Strom und das Bett verwandelt sich in den ungemütlichsten Ort überhaupt. Normalerweise dauert Einschlafen etwa fünf bis zehn Minten. Von einer Einschlafstörung spricht man, wenn es länger als 30 Minuten dauert, um in Morpheus' Arme zu sinken. Mehr als 30 Minuten starrer Wachheit, begleitet von einem Karussell aus Grübeleien, Tagesrückblicken, Zukunftsängsten und der quälenden Hoffnung, endlich einschlafen zu können.

Hinzu kommen bei vielen körperliche Alarmzeichen: ein pochendes Herz, eine unregelmäßige Atmung und eine innere Unruhe, als stünde man unter Hochspannung.

Die Ursachen für Einschlafstörungen sind so vielfältig wie die Menschen, die darunter leiden. Die Hauptursache ist Stress, dazu finden Sie die besten Tipps in diesem Buch. Aber es gibt weitere Ursachen, die sich oft schnell beheben lassen. Dazu gehören:

- **Umgebung, die alles andere als Ruhe ausstrahlt:** Lärm, grelles Licht oder die Blaulichtflut des Handys. Das alles signalisiert dem Gehirn: „Hier ist noch Action."
- **Bewegung zur falschen Zeit:** Ein spätes, intensives Workout kann den Körper aufputschen statt ermüden.
- **Bewegungsmangel:** Er kann dazu führen, dass die natürliche Müdigkeit ausbleibt. Ab Seite 153 bekommen Sie die besten Tipps für ein Plus an Bewegung.

- **Das falsche Essen zur falschen Zeit:** Ein üppiges, fettiges Mahl kurz vor dem Schlafengehen hält die Verdauung auf Trab – und damit auch uns wach.
- **Temperaturfallen:** Ein zu warmes Schlafzimmer macht das Einschlafen fast unmöglich, während kalte Füße (ironischerweise) das gleiche Problem verursachen können.
- **Sauerstoffmangel:** Wer in einem schlecht belüfteten Raum schläft, riskiert, dass der Körper nicht genügend Sauerstoff bekommt – und das hält wach.

Dem Schlaf auf die Sprünge helfen

Glücklicherweise gibt es wirksame Strategien, um dem Körper klarzumachen, dass es jetzt Zeit für Ruhe ist. Aber der erste und wichtigste Rat: Sie sollten akzeptieren, dass man nichts erzwingen kann, was nicht kommen will. Sprich, Sie müssen den richtigen Zeitpunkt finden und erst dann ins Bett gehen, wenn Sie wirklich müde sind. Es klingt paradox, aber wer zu früh ins Bett geht, trainiert seinen Körper darauf, wach zu bleiben. Die Lösung? Schieben Sie die Einschlafzeit schrittweise nach hinten. Es sollte nicht länger als zehn bis 15 Minuten dauern, bis man einschläft. Mit anderen Worten: Gehen Sie erst zu Bett, wenn Sie wirklich müde sind. Und wenn Sie dann das richtige Zeitfenster für sich gefunden haben, sollten Sie den Rhythmus beibehalten.

Außerdem sollten Sie das Bett als eine Art Refugium der Ruhe betrachten. Unser Gehirn verknüpft Orte mit bestimmten Aktivitäten. Wenn das Bett zum Arbeitsplatz, Kino oder Social-Media-Hotspot wird, verliert es seine eigentliche Funktion: ein Ort der Entspannung zu sein. Also sollten Sie das Bett möglichst nur zum Schlafen (und für Sex) nutzen. Nicht zum Lesen, Serienschauen oder Telefonieren. Wenn möglich, sollten Sie alle Bildschirme (Handy, Tablet, Laptop) aus dem Schlafzimmer verbannen. Jede Lichtquelle kann das Gehirn täuschen und wach halten.

Sehr hilfreich sind Rituale. Unser Körper liebt Vorhersehbarkeit. Ein fester Abendablauf signalisiert dem Gehirn, dass bald Schlafenszeit ist. So ein Ritual könnte wie folgt aussehen: leichte letzte Mahlzeit, entspannen, Abendpflege, leichte Lektüre, ins Bett gehen, Licht ausschalten und schlafen.

Nicht zu unterschätzen ist die richtige Schlaftemperatur. Unser Körper braucht Kühle, um in den Schlafmodus zu wechseln – nur kalte Füße sollten nicht sein. Die ideale Raumtemperatur liegt bei 18 °C. Trick bei kalten Füßen: Dünne Schlafstrümpfe anziehen. Warum? Warme Hände und Füße bedeuten, dass der Körper Wärme abgibt – und das senkt die Körpertemperatur, was das Einschlafen fördert.

Durchschlafstörungen

Ein weiteres sehr weit verbreitetes Problem: ein- oder mehrmaliges nächtliches Erwachen, Schwierigkeiten, wieder einzuschlafen, das Gefühl, sich stundenlang herumzuwälzen, verbunden mit Grübeln und diffusen Ängsten, Herzklopfen, Übelkeit, Schweißausbrüchen. Wachphasen von zehn bis 15 Minuten sind normal. Von Durchschlafstörungen spricht man erst, wenn sie länger als 30 Minuten dauern. Auch hier sind die Ursachen vielfältig: innere Unruhe, unbewältigte Probleme, Sorgen um die Zukunft, aber auch Hunger, zu viel Alkohol am Vorabend, Sauerstoffmangel, zu warmes Bett, Störungen durch den Partner (Schnarchen). Allein die Angst, nicht wieder einschlafen zu können, bedeutet Stress und hält erst recht wach.

Das Wachliegen ist besonders zermürbend, weil die Zeitwahrnehmung nachts langsamer abläuft – so können zehn Minuten wie eine Stunde erscheinen. Außerdem befindet sich der Körper in einem Befindlichkeitstief (das er normalerweise verschläft) und in dieser nächtlichen depressiven Phase bauen sich selbst kleine Sorgen zu erdrückenden Problemen auf. Deshalb werden nagende

Sorgen und sinnloses Grübeln am besten durch Aufstehen und Helligkeit vertrieben. Machen Sie das Licht an, notieren Sie, was Sie bedrückt und was Sie am nächsten Tag dagegen unternehmen können. Diese Wachzeit holen Sie durch den anschließend verbesserten Schlaf problemlos wieder herein.

Gefahr in der Nacht: Atemstillstand

Die bedrohlichste Schlafstörung heißt Schlaf-Apnoe. Dabei handelt es sich um einen wiederkehrenden oder kurzfristigen Atemstillstand, meist begleitet von Schnarchen. Ursache ist die Erschlaffung und der vollständige Verschluss der Atemwege, sodass kein Sauerstoff mehr aufgenommen werden kann. Nach etwa 40 Sekunden wacht der Schnarcher kurz auf, die Atemwege öffnen sich wieder. Das kann sich dutzende Male in der Nacht wiederholen und verheerende Folgen haben: Blut- und Lungenhochdruck sowie Herz- und Gehirnschäden bis hin zum Infarkt oder Schlaganfall. Die ersten Anzeichen sind ein extratrockener Mund beim Aufwachen, starke Müdigkeit und Leistungsausfälle am Tag – bis hin zur Arbeitsunfähigkeit.

Die häufigste Ursache ist Übergewicht, aber auch Alkohol und manche Schlafmittel. Etwa fünf Prozent leiden an einer behandlungsbedürftigen Apnoe. Diese lässt sich nur im Schlaflabor diagnostizieren. Dort wird man an mehrere Geräte angeschlossen, die während des Schlafes Hirnströme, Atmung, Herztätigkeit und Muskelspannung aufzeichnen.

Aufwachprobleme – noch fünf Minuten bitte

Betroffen sind jene, die trotz Weckerklingeln häufig verschlafen und Schwierigkeiten haben, aufzuwachen und in die Gänge zu kommen. Man fühlt sich zerschlagen, ist kaum leistungsfähig und den ganzen Vormittag müde. Die Ursache kann angeboren sein. Betroffene sind abends besonders aktiv und kommen spät, oft erst nach Mitternacht in den Schlaf. Man spricht von einer typischen Eule. Möglich sind aber auch ein Arbeitsalltag mit Stresshöhepunkten am Abend und chronischer Schlafmangel.

Helfen kann vor allem, früher ins Bett zu gehen. Außerdem ist eine ruhige und dunkle (langweilige) Schlafumgebung wichtig. Anstrengende Aktivitäten im Beruf oder beim Sport sollte man möglichst auf den frühen Nachmittag verschieben. Wichtig: Länger im Bett zu bleiben, ergibt keinen Sinn, denn dadurch werden die Aufwachschwierigkeiten lediglich hinausgeschoben. Es kann nach dem Aufwachen helfen, den Körper noch im Bett ordentlich zu dehnen und zu strecken. Auch wenn es paradox klingt, es kann sinnvoll sein, den Wecker etwas zu früher zu stellen. Oder Sie denken mal über den Kauf eines Weckers nach, der Sie mit Tageslicht weckt. Das ist wie Balsam für Ihre Gehirnzellen. Dann bleibt Zeit für ein Wachmacher-Morgenritual: Atemgymnastik am Fenster, wechselwarmes Duschen und ein gutes Frühstück.

HARTNÄCKIGE SCHLAFMYTHEN – UND WAS WIRKLICH DAHINTERSTECKT

Rund um den Schlaf kursieren viele vermeintliche Weisheiten, die sich hartnäckig halten, obwohl die Wissenschaft sie längst widerlegt hat. Hier die am weitesten verbreiteten Irrtümer:

Der Schlaf vor Mitternacht ist am wichtigsten
Falsch. Nicht die Uhrzeit ist entscheidend, sondern die Schlafqualität in den einzelnen Phasen. Wer erst um zwei Uhr in der Nacht ins Bett geht und bis zu acht Stunden durchschläft, erholt sich genauso gut. Der Mythos stammt aus vorindustrieller Zeit, als die Menschen früher schlafen gingen, weil es kein elektrisches Licht gab.

Man kann Schlaf aufholen
Falsch. Es ist unmöglich, chronischen Schlafmangel mit einem durchschlafenen Wochenende auszugleichen. Zwar lindert Ausschlafen akute Müdigkeit, aber langfristige Folgen wie Gedächtnisprobleme oder Stoffwechselstörungen bleiben bestehen.

Ältere Menschen brauchen weniger Schlaf
Falsch. Der Schlafbedarf bleibt lebenslang bei sieben bis neun Stunden und ist individuell unterschiedlich. Seniorinnen und Senioren schlafen oft weniger am Stück, weil sich der Schlafrhythmus verschiebt, nicht, weil sie weniger brauchen.

Man kann sich an wenig Schlaf gewöhnen
Falsch. Langfristiger Schlafmangel (unter sechs Stunden) schwächt das Immunsystem, fördert das Diabetesrisiko und verkürzt sogar die Lebenserwartung. Der Körper kompensiert nicht, er leidet still.

BEWEGUNG ALS CORTISOLBREMSE: WIE MODERATER SPORT DAS STRESSHORMON ZÄHMT

Sie wissen, unser Körper ist ein Relikt aus einer Zeit, in der Ausdauer das Überleben bedeutete. Stundenlanges Jagen, Sammeln, Laufen: Wer länger durchhielt, hatte die besseren Chancen. Heute brauchen wir diese Fähigkeit nicht mehr, um zu überleben. Doch im Kampf gegen Stress, Cortisol und überflüssige Pfunde spielt die Ausdauer nach wie vor eine entscheidende Rolle.

Mittlerweile ist klar und durch etliche neue Studien belegt: Bewegung allein macht nicht schlank. Aber ohne ein Plus an Bewegung gestaltet sich das Abnehmen extrem schwierig, ja, fast unlösbar. Der wichtigste Grund dafür: Ein träge arbeitender oder gestresster Stoffwechsel braucht regelmäßige Reize, um wieder in Schwung zu kommen. Und wer einfach nur weniger isst, während der Körper im Sparmodus läuft, kämpft sprichwörtlich gegen Windmühlen. Deshalb lautet mein dringender Rat an Sie:

Machen Sie möglichst regelmäßig Sport und bewegen Sie sich darüber hinaus so viel, wie nur irgend möglich. Glauben Sie mir, Ihr Körper wird es Ihnen danken und Sie werden sich immer wohler fühlen.

AUSDAUER VOR KRAFT – UND WARUM DAS KONTRAINTUITIV RICHTIG IST

Vor allem Krafttraining ist in den letzten Jahren immer weiter in den Fokus gerückt und hat Ausdauersportarten wie Joggen, Walken, Schwimmen und Radfahren den Rang abgelaufen. Das ist auf den ersten Blick völlig logisch, denn mit einem Plus an Muskeln lässt sich der Grundumsatz steigern. Doch leider gibt es dabei ein Problem. Bei vielen Menschen mit Stoffwechselstörungen und Übergewicht funktioniert das nicht. Warum? Weil ihr Manko nicht primär ein Mangel an Muskeln ist, sondern eine gestörte Fettverbrennung. Klinische Messungen zeigen: Wer bereits in Ruhe vor allem Kohlenhydrate statt Fett verbrennt, stößt bei Belastung schnell an seine Grenzen. Und Sie wissen ja, was dann passiert: Das Gehirn interpretiert diesen Zustand als Energienot und schüttet Stresshormone aus, die die Fettverbrennung weiter blockieren. Der Körper beginnt, Muskelmasse in Zucker umzuwandeln, um den Energiebedarf zu decken. Ein Teufelskreis: Man trainiert, um Muskeln aufzubauen, und baut sie im gleichen Moment wieder ab. Sisyphus lässt grüßen.

Noch paradoxer: Studien und Messdaten deuten darauf hin, dass Kalorien beim Kraftsport oft versacken. Sprich: Sie werden nicht effizient für den Stoffwechsel genutzt. Statt Muskelaufbau droht gar ein Muskelabbau, insbesondere unter anaerober Belastung. Kurz zur Erklärung: Bei anaerober Belastung muss der Körper Energie ohne Sauerstoff bereitstellen. Und Krafttraining hat viele anaerobe Anteile. Deshalb mein Rat: Kümmern Sie sich zuerst um Ihre Ausdauer. Denn erst wenn der Stoffwechsel wieder stabil läuft und Fett auch in Ruhe verbrennt, lohnt sich die Kombination. Doch selbst dann rate ich zu einem 1:2-Verhältnis von Kraft zu Ausdauer.

WAS AUSDAUERTRAINING ALLES BEWIRKT

Was Ausdauertraining auch im Zusammenhang mit diesem Buch so wertvoll macht, lässt sich gut erklären: Es wirkt wie ein sanfter Reset für das Stresssystem. Regelmäßige, rhythmische Bewegungen wie beim zügigen Gehen oder Walken, beim Radfahren, Schwimmen sowie lockerem Laufen dämpft die Stressachse. Sie erinnern sich? Das hängt mit dem Hypothalamus, der Hypophyse und den Nebennieren zusammen. Dadurch sinkt nicht nur der Grundspiegel des Cortisols. Nach belastenden Situationen normalisiert er sich auch schneller wieder. Gleichzeitig stärkt Ausdauer den Parasympathikus, also den Ruhenerv. Weitere positive Effekte: Die Herzfrequenzvariabilität steigt an, Atem und Puls werden ruhiger, Grübelschleifen lassen nach. Kurz gesagt: Der Körper lernt, Stress abzufedern, statt ihn hochzuschaukeln.

Auch der Stoffwechsel kommt wieder ins Lot. Schon 30 Minuten moderates Ausdauertraining erhöhen die Insulinsensitivität der Muskulatur: Zucker gelangt leichter aus dem Blut in die Zellen, Blutzucker- und Insulinspitzen werden flacher. Mehr aktive Muskulatur bildet zudem zusätzliche Mitochondrien. Das sind die Kraftwerke der Zellen. Das ermöglicht dem Körper, Fett und Glucose effizienter zu verbrennen. Gleichzeitig sinkt das entzündliche Grundrauschen im Körper; Ausdauer setzt Muskelbotenstoffe frei, die antientzündlich wirken. Vor allem der Abbau des viszeralen Bauchfetts bedeutet weniger hormonellen Stress und damit stabilere Appetitsignale. Ein weiterer ganz wichtiger Effekt: Es kommt mehr Sauerstoff in die Muskelzellen, was zur optimalen Fettverbrennung beiträgt.

Nebenbei verbessert sich der Schlaf, ein natürlicher Cortisolbremser, und die Stimmung hellt sich auf, was Stressessen entgegenwirkt. Unterm Strich: Mehr Ausdauer senkt überhöhtes Cortisol, beruhigt das Nervensystem, steigert die Brennstoffnutzung der Zellen und bringt so den Stoffwechsel Schritt für Schritt zurück ins Gleichgewicht.

DER SANFTE WEG ZURÜCK ZUR BALANCE

Für Einsteiger oder Wiedereinsteiger ist der Beginn oft die größte Hürde. 150 Minuten Sport pro Woche klingen nach viel, doch wer sich feste Termine setzt, schafft den Einstieg. Ganz wichtig ist es dranzubleiben. Deshalb zur Motivation ein paar Fakten: Schon nach der ersten Einheit sinken Stress und Blutzucker kurzfristig, Stimmung und Schlaf verbessern sich. Nach zwei bis drei Wochen regelmäßigem Ausdauertraining steigt das Energielevel spürbar. Alltägliche Dinge fallen plötzlich leichter, die Gelenke fühlen sich jünger an, Blutdruck und Ruhepuls beginnen zu sinken. Nach etwa vier Wochen verbessert sich die Insulinsensitivität spürbar, Treppen fallen leichter, die Kondition wächst. Wer regelmäßig seine Ausdauer trainiert, profitiert von einem Zinseszinseffekt: Jede Einheit stärkt Herz, Lunge und Muskulatur, entlastet Gelenke, dämpft Entzündungen und hilft beim Abnehmen. Untersuchungen zeigen, dass der Sport nach etwa acht bis zehn Wochen zu einer geliebten Gewohnheit wird.

Wer noch nie oder seit langer Zeit keinen Sport getrieben hat, sollte sich vorab ärztlich durchchecken lassen. Ich bin mir sicher, dass alle Ärzte Ihren Schritt, regelmäßig Sport zu treiben, sehr begrüßen werden.

BLOSS NICHT GLEICH ÜBERTREIBEN

Mein Tipp: Starten Sie langsam. Wenn Sie in der ersten Woche jeden zweiten Tag zügig gehen, moderat radeln oder schwimmen, dürfte der Einstieg gut gelingen. Wer mit dem Joggen anfangen möchte, sollte zunächst zügiges Gehen und sehr langsames Laufen im Wechsel machen. Und dann Woche für Woche die Belastungsintenstät steigern, also die Laufstrecken verlängern und die Gehphasen verkürzen. Beim zügigen Gehen, langsamen Laufen oder moderatem Radeln gibt es einen guten Marker, an dem Sie sich orientieren können: den Talk-Test. Sprich: Gehen, laufen oder radeln Sie nur so schnell, dass Sie sich noch unterhalten könnten. Vielleicht haben Sie aber auch eine moderne Smartwatch. Wenn der Puls bei plus/minus 120 Schlägen liegt, ist das bestens.

Wenn Sie deutlich zu viele Pfunde mit sich herumtragen, ist vor allem ein gelenkschonendes Ausdauertraining ratsam. Schwimmen oder Aqua-Jogging ist hier fast unschlagbar. Im Wasser reduziert sich das Körpergewicht um bis zu 90 Prozent. Das schont Sehnen und Bänder. Eine typische und tolle Eigenschaft des Wassers. Der hydrostatische Druck presst die Gefäße des Körpers zusammen, sodass mehr Blut zum Herzen fließen kann. Das Schlagvolumen erhöht sich so um bis zu 20 Prozent, die Herzfrequenz sinkt und das hilft dem faustgroßen Muskel in unserer Brust dabei, Sauerstoff einzusparen. Der Druck ist zudem ein tolles Gefäßtraining, denn die vorbeiströmenden Wasserblasen fördern die Durchblutung von Haut, Muskeln und Bindegewebe. Übrigens: Viele Bäder bieten entsprechende Kurse unter Anleitung an, etliche gesetzliche Krankenkassen bezahlen auch dafür. Einfach mal erkundigen.

Wer kein Schwimmbad in der Nähe hat oder nicht so gern ins Wasser geht, kann auch Rad fahren – entweder in der freien Natur oder auf dem Ergometer. Der Sattel trägt einen großen Teil des Gewichts, die Knie werden deutlich weniger belastet als beim schnellen Gehen oder gar Joggen und man kann die Intensität über den Widerstand sehr fein steuern. Wer ungern ins Fitnessstudio geht, kann sich einen Heimtrainer ins Wohnzimmer stellen. Das nimmt die Hürde „gesehen werden“. Spazierengehen und Nordic Walking sind für die meisten Menschen ebenfalls gut geeignet.

LEICHTES ZIRKELTRAINING

Mein Extratipp ist Zirkeltraining, weil es ein effizientes Ganzkörpertraining ist. Dabei macht man verschiedene Übungen nacheinander, meist als Stationstraining mit kurzen Pausen. Der Clou: Durch die Kombination aus Kraft- und Ausdauerelementen wird nicht nur die Muskulatur gestärkt, sondern auch das Herz-Kreislauf-System aktiviert. Da die Ausdauer zunächst wichtiger als die Kraft ist, ist es ratsam, mit sehr geringen Gewichten oder gar nur mit dem eigenen Körpergewicht und hohen Wiederholungszahlen zu trainieren. Es dürfen ruhig 20 Wiederholungen pro Übung sein. Der Schlüssel liegt im kontinuierlichen Rhythmus: Kurze Übungsblöcke (45 bis 60 Sekunden pro Station) mit kurzen Pausen (20 Sekunden) halten den Puls konstant erhöht, ähnlich wie beim moderaten Ausdauersport. So lässt sich die aerobe Kapazität steigern, ohne in den Hochintensitätsbereich zu gehen. Ideal sind Übungen wie Kniebeugen, Liegestütze auf den Knien oder an der Wand und Step-ups. Also alles Übungen, die große Muskelgruppen beanspruchen und den Kreislauf in Schwung bringen. Durch die zyklische Abfolge wird die Sauerstoffaufnahme trainiert.

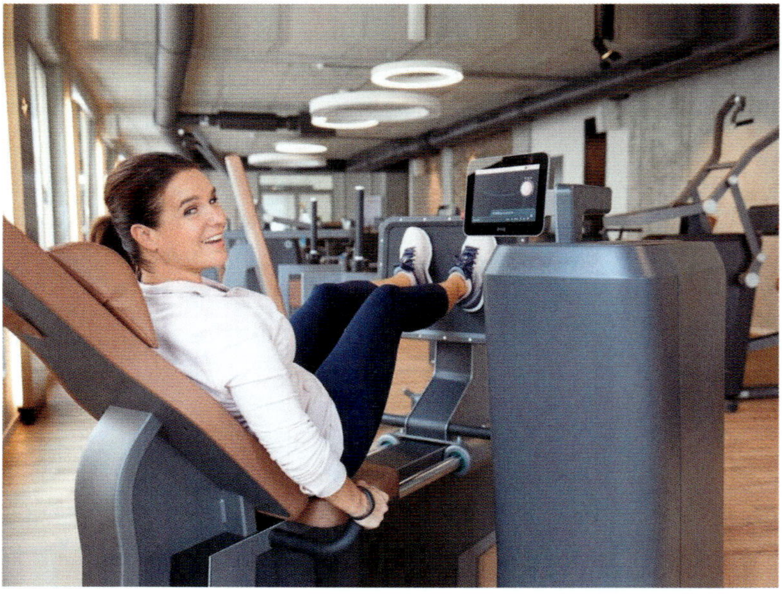

Zirkeltraining: das perfekte Training für eine lange Fitness!

Aber noch mal: Wer seit langer Zeit keinen Sport getrieben hat, sollte nicht gleich wie von der Tarantel gestochen loslegen und mit den mittlerweile berühmten täglichen 10.000 Schritten am Stück starten. Das wäre ein fast eineinhalbstündiger strammer Spaziergang jeden Tag. Das ist für viele anfänglich nicht zu schaffen. Besser sind kurze und regelmäßige Einheiten: fünf bis zehn Minuten zügiges Gehen und das gern mehrmals am Tag. Das klingt erst mal nach nicht besonders viel, doch glauben Sie mir, das ist ein Anfang. Dreimal zehn Minuten sind bei konsequenter Umsetzung bereits eine halbe Stunde pro Tag. Wer so beginnt, steigert die Belastbarkeit, ohne den Körper zu erschöpfen. Und vor allem: Man erlebt keinen Misserfolg.

Extratipp: In vielen Städten gibt es Laufsportvereine, die Kurse für Anfänger anbieten. Auch sie beginnen das Training mit Geheinheiten. Für einen relativ geringen Jahresbeitrag kann man dort unter Aufsicht trainieren und kommt gleichzeitig in Kontakt mit anderen Menschen. Stichwort: soziale Stabilität.

Zur sozialen Stabilität passt ein weiterer toller Ausdauersport: Tanzen! Es bringt den Kreislauf in Schwung, steigert die Herzfrequenz moderat und trainiert Ausdauer, Koordination und Gleichgewicht. Man entscheidet Tempo, Pausen und Intensität selbst – wer stark übergewichtig ist, kann mit einfachen Schrittfolgen, Armbewegungen und Hüftrotationen starten, ohne zu springen oder die Gelenke zu belasten. Dazu kommt: Tanzen ist Ganzkörperarbeit. Beine, Gesäß, Rumpf, Schultern, alles arbeitet rhythmisch zusammen. Und das vielleicht Wichtigste: Tanzen macht Spaß und hebt die Stimmung. Die Musik reduziert Stresshormone, macht gute Laune und vermittelt ein direktes Erfolgserlebnis. Denn wer nach dem Training gut gelaunt statt erschöpft ist, macht es wieder.

Noch ein Tipp: Aerobic-Kurse. Viele Studios bieten Einsteiger- oder „Low Impact"-Kurse an. Low Impact heißt: keine Sprünge, keine harten Landungen, weniger Stoßbelastung für Knie, Hüfte und Rücken. Formate wie „Step Basic" oder „Dance Aerobic" mit moderatem Tempo sind oft gut geeignet.

Und: Führen Sie ein Trainingstagebuch. Dafür gibt es kostenlose Apps. Sie können so verfolgen, wie schnell Sie sich verbessern.

KAPITEL **SECHS**

Der 30-Tage-Plan für einen gelassenen Stoffwechsel

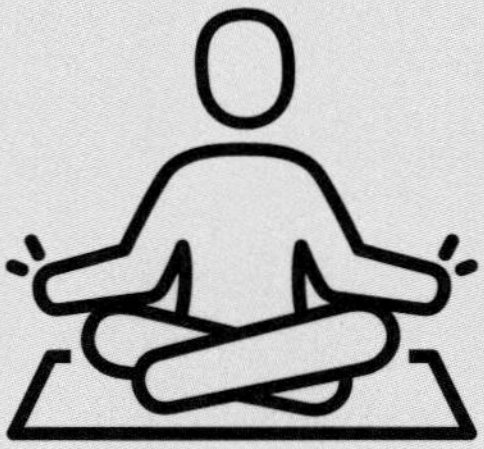

JETZT BRINGEN WIR DEN STOFFWECHSEL WIEDER INS GLEICHGEWICHT

Sie wissen jetzt: Unser Körper ist weder Feind noch Gegner, er ist ein Überlebenskünstler. Wenn er lange unter Stress steht, schaltet er in den Krisenmodus. Alles gerät aus den Fugen, der Fettabbau wird gestoppt. In den letzten Kapiteln haben Sie erfahren, wie chronischer Stress den Stoffwechsel blockiert, Heißhunger provoziert und den Körper praktisch dazu zwingt, Energie einzulagern statt sie zu verbrennen. Jetzt drehen wir den Spieß um. In diesem Kapitel stelle ich Ihnen einen gut umsetzbaren 30-Tage-Stoffwechselplan, der Ihren Körper Schritt für Schritt zurück in den Normalmodus holen soll. Ziel ist ein Reset für chronisch gestresste Menschen mit Übergewicht. Denn dann passiert das, was lange Zeit nicht möglich war: Ihr Körper ist wieder bereit, Fett abzubauen und abzunehmen.

30-TAGE-STOFFWECHSEL-AKTIVIERUNGSPROGRAMM ANGELEHNT AN MEINE ARBEIT IN DER PRAXIS

Für viele dürfte es ein vertrautes Szenario sein: Sie haben viele Diäten hinter sich, haben nach schnellen Lösungen gesucht und kurzfristig hat die eine oder andere Maßnahme sogar funktioniert. Doch der Erfolg erwies sich meist als trügerisch. Schnell waren die Pfunde wieder drauf, schlimmer noch, die Waage zeigte oft sogar mehr an als je zuvor. Die Folgen: Frust und schwindende Motivation, es noch mal zu versuchen. Bis jetzt. Denn nun wissen Sie, dass es nichts mit dem Willen zu tun hat. Unser Körper ist kein Computer, den man mit einem Knopfdruck zurücksetzt. Er ist ein hochkomplexes System, gefangen im Stressmodus. Deshalb ganz wichtig zum besseren Verständnis: Es braucht ein wenig Zeit und Geduld, damit Körper und Gehirn sowie das neuroendokrine System sich wieder sicher fühlen. Was über Jahre aus dem Gleichgewicht war, lässt sich nicht binnen weniger Tage in die Balance bringen. Deshalb gehen wir das Ganze jetzt gemeinsam an.

Kurz zur Erinnerung: Chronischer Stress erhöht die Aktivität der Hypothalamus-Hypophysen-Nebennierenrinden-Achse (HHN-Achse). Das führt zu:

- erhöhten Cortisolwerten,
- Insulinresistenz,
- gestörter Schlafarchitektur,
- blockierter Fettverbrennung und
- einer tiefsitzenden Stoffwechselstarre.

Hinzu kommen nicht selten schwerere Erkrankungen als Folge dieser Aktivität. Eine weitere Diät, ein Kaloriendefizit oder eine Low-Carb-Ernährung verstärken das Problem. Das ist fast so, als würde man versuchen, ein völlig verängstigtes Tier aus einer Grube zu zerren. Es zieht sich nur noch weiter zurück.

Deshalb führt der Weg aus diesem Teufelskreis auch nicht über „weniger essen", vielmehr geht es um das Wiederherstellen von Vertrauen. In unserem Kontext heißt das: metabolische Sicherheit. Stellen Sie sich Ihren Körper wie einen misstrauischen Verbündeten vor: Solange er sich bedroht fühlt, hortet er jede Kalorie, als wäre sie die letzte, die er jemals bekommt. Erst wenn er spürt, dass die Gefahr vorbei ist, wird er bereit sein, seine Reserven zu teilen.

EIN PROGRAMM, DAS DEN KÖRPER NEU JUSTIERT

Das 30-Tage-Programm ist kein weiterer Schnellschuss. Es ist ein behutsamer Reset, Schritt für Schritt:

- **Die Stressachse beruhigt sich** – so, als würde man den Lautstärkeregler herunterdrehen.
- **Die Insulinsensitivität wird verbessert,** damit Ihr Körper wieder lernt, Energie effizient zu nutzen.

- **Das viszerale Fett schmilzt.** Das ist jenes gefährliche Fett, das Ihre Organe umhüllt.
- **Die Stoffwechselflexibilität kehrt zurück.** Damit findet der Körper wieder eine Balance zwischen Energieabgabe und Regeneration.

Ziel ist nicht nur ein schlankerer Körper, sondern vor allem ein flexibler und widerstandsfähiger Stoffwechsel. Ein Stoffwechsel, der Ihnen Energie gibt, wenn Sie sie brauchen, und der sich erholen darf, wenn es nötig ist. Ein Körper, der nicht mehr gegen Sie kämpft, sondern mit Ihnen lebt. So bleiben Sie nicht nur gesund, sondern auch leistungsfähig – und sind bereit für alles, was das Leben mit sich bringt.

Das Stoffwechselaktivierungsprogramm besteht aus vier klar definierten Phasen:

Phase	**Zeitraum**	**Ziel**	**Kohlenhydrat-strategie**
1. Sicherheit	Tage 1–7	Cortisol-rhythmus stabilisieren	Kohlenhydrate morgens und mittags, abends kaum Kohlenhydrate
2. Aktivierung	Tage 8–14	Insulin-sensitivität verbessern	weiterhin abends kaum Kohlenhydrate
3. Flexibilität	Tage 15–21	Stoffwechsel-flexibilität aufbauen	jeden zweiten Abend moderate Mengen an Kohlenhydraten
4. Stabilität	Tage 22–30	Alltags-integration	individueller Kohlenhydratrhythmus

Dieses stufenweise Vorgehen sorgt dafür, dass das System nicht überfordert wird, sondern neu erlernen darf, die zugeführte Energie intelligent zu verwalten. Schauen wir uns das mal genauer an:

PHASE 1: SICHERHEIT SCHAFFEN, CORTISOLRYTHMUS STABILISIEREN (TAGE 1–7)

Hier legen wir den Fokus auf:

- Cortisolspiegel senken
- Vagusaktivität stärken
- Rhythmus stabilisieren

Die Ernährung sieht wie folgt aus:

- Essen Sie drei Hauptmahlzeiten pro Tag.
- Komplexe Kohlenhydrate morgens und mittags (zum Beispiel Vollkornbrot, Sauerteigbrot, Hafer, Hirse, Quinoa, Hülsenfrüchte, Pellkartoffeln, Vollkornpasta, Vollkornreis).
- Abends eine protein- und gemüsebetonte Mahlzeit mit nur wenig Kohlenhydraten.
- In der ersten Woche sollten Sie keine Snacks oder fructosereichen Lebensmittel essen. Die einzige Ausnahme ist, wenn Ihr Grundumsatz über 2.000 Kalorien liegt. Dann besteht die Gefahr, dass die Nahrungspausen das Gehirn in ein Energieloch stoßen. Die Folgen sind Stress und ein Cortisolanstieg. Deshalb sollten Sie je eine kleine eiweißreiche Zwischenmahlzeit vormittags und nachmittags zwischen den Hauptmahlzeiten zu sich nehmen. **Mein Tipp: Naturjoghurt mit einem Teelöffel Honig, dazu ein paar Beeren sowie ein bis zwei Esslöffel Getreideflocken.**

Wichtig zu wissen:
In den Abendstunden ist die Insulinempfindlichkeit besonders bei Übergewicht und Insulinresistenz physiologisch niedriger. Eine kohlenhydratreiche Abendmahlzeit würde den Fettstoffwechsel behindern. Stattdessen steht hier die Beruhigung des Nervensystems ohne Insulinlast im Fokus.

Extratipp: Wenn Sie bisher eher unsportlich waren, sollten Sie in dieser Phase noch keinen anstrengenden Sport treiben, vor allem kein Krafttraining. Denn zu anstrengender Sport belastet das Cortisolsystem.

Meine Tipps: Spaziergänge von maximal 30 Minuten sowie sanftes Dehnen und Mobilisieren. Wenn Sie viel Alltagsbewegung haben, reicht es erst mal aus, sich auf die Ernährung zu konzentrieren. Im Homeoffice eignet sich ein Walking Pad.

AKTIVIEREN SIE DEN PARASYMPATHIKUS – IHR INNERES BREMSPEDAL

Da es in der ersten Woche nicht darum geht, Vollgas zu geben, sondern runterzuschalten, kommt ein zentrales Werkzeug ins Spiel: der Parasympathikus, genauer gesagt der Vagusnerv.

Beim Vagusnerv handelt es sich um den wichtigsten Nerv des Parasympathikus. Er verbindet Körper und Gehirn miteinander, und das rund um die Uhr. Zu Beginn des Buches bin ich schon darauf eingegangen: Nur 20 Prozent der Fasern des Vagusnervs schicken Anweisungen vom Gehirn in den Körper. Das sind Befehle wie:

- Herzfrequenz drosseln
- Atmung vertiefen
- Verdauung ankurbeln
- Insulinsensitivität von Leber und Muskelzellen verbessern (wichtig für die Aufnahme von Blutzucker in die Zellen)
- Cortisolspiegel senken

Die anderen 80 Prozent laufen in die andere Richtung, also vom Körper hoch ins Gehirn. Das heißt: Ihr Gehirn wird rund um die Uhr darüber informiert, wie es Ihnen wirklich geht. Also beispielsweise, ob Entzündungen aktiv sind, wie der Darm arbeitet, wie die Muskulatur aufgestellt ist, wie Organe wie Leber, Niere oder Bauchspeicheldrüse funktionieren. Diese Rückmeldungen entscheiden darüber, ob der Körper im Alarmzustand bleibt oder in Beruhigung schalten darf.

Und genau das ist der Punkt: Ein aktiver Parasympathikus bedeutet, dass die Regeneration in vollem Gange ist. Der Puls geht runter, die Verdauung läuft, der Fettstoffwechsel ist freigeschaltet. Außerdem hilft er dabei, die Wirkung von Insulin zu optimieren, Entzündungsreaktionen herunterzufahren, den Schlaf- und Cortisolrhythmus zu stabilisieren.

Mit anderen Worten: Der Körper befindet sich nicht im Kampf-, sondern im Heilungsmodus. Der Vagusnerv sorgt für Ruhe, Erholung, gute Schlafqualität und stabile Hormone. Und damit für einen Stoffwechsel, der wieder normal arbeitet, auch unter Stress. Er signalisiert dem Körper: „Du bist sicher." Dieses Sicherheitsgefühl braucht er, um loszulassen, auch gespeicherte Energie.

SO KÖNNEN SIE DEN VAGUSNERV AKTIVIEREN

Es gibt drei einfache Werkzeuge, mit denen Sie den Parasympathikus anschalten können:

- **4-6-Atmung**

Vier Sekunden langsam durch die Nase einatmen, sechs Sekunden entspannt ausatmen. Am besten zwei Minuten am Stück, einmal oder mehrmals täglich. Das verlängerte Ausatmen wirkt wie ein direktes Beruhigungssignal an Ihr Nervensystem.

- **Wärme**
Wärme sagt dem Körper: „Es besteht keine akute Gefahr.“ Wärme senkt den Stresspegel und fördert Entspannung, Verdauung und Schlaf.
    - Wärmflasche auf Bauch oder Rücken
    - Warme Dusche oder ein Bad
    - Tasse Tee am Abend, Hände bewusst um die Tasse gelegt

- **Blaulicht herunterfahren**
Mindestens 30, besser sogar 60 Minuten vor dem Schlafengehen: Handy weg, Laptop zuklappen, kein Scrollen mehr. Das beruhigt den Stresskreislauf, stabilisiert Melatonin und hilft dem Cortisol, morgens hochzufahren und abends runterzuregulieren, wie es gedacht ist.

Glauben Sie mir, das sind keine Wellness-Gimmicks, das ist reine Biochemie. Wer regelmäßig in diesen Regenerationsmodus kommt, legt die Basis dafür, dass der Körper überhaupt wieder bereit ist, Fettreserven freizugeben. Und das ganz ohne Kampf, ohne Dauerfrust, ohne den nächsten Absturz und Jo-Jo-Effekt.

PHASE 2: AKTIVIERUNG, INSULINSENSITIVITÄT VERBESSERN, SICHERHEIT AUSBAUEN (TAGE 8–14)

Diese Phase zielt auf eine Verbesserung der Insulinsensitivität, auf eine Stabilisierung des Mikrobioms und eine Verstärkung der muskulären Stoffwechselaktivität ab. Nach wie vor sollten Sie sich erst nur moderat sportlich belasten, um die Stressachse nicht zu aktivieren. Sie erinnern sich: Fettverbrennung findet hauptsächlich in Ruhe statt und nur bei guter Sauerstoffversorgung der Zellen. Gleich dazu ein paar Tipps. Aber schauen wir uns erst mal die Ernährung an.

DAS FRÜHSTÜCK

Der wichtigste Tipp vorab: Gehen Sie morgens nicht mit leerem Magen aus dem Haus. Ideal ist es, wenn Sie direkt nach dem Aufstehen etwas essen, noch bevor Sie Mails checken, die Kinder wecken oder sonstwie aktiv werden. So senden Sie sofort ein Signal an Ihren Körper: „Energie ist da. Du bist sicher."

Genau dieses Signal fehlt bei vielen, die lange Diätkarrieren hinter sich haben. Ein gestresster Stoffwechsel hat das Gefühl, das immer gespart wird. Die Folgen: Schon morgens fährt der Körper den Verbrauch runter, drosselt die Wärmeproduktion und schützt die Fettspeicher. Alles aus Angst vor Mangel. Das Ergebnis: Man ist ständig müde, friert schnell, nimmt aber trotzdem nicht ab. Das kommt Ihnen vielleicht bekannt vor, nicht wahr?

DIESES DILEMMA KÖNNEN SIE VERMEIDEN, INDEM SIE FRÜH ESSEN

Wenn Sie sehr früh raus müssen, können Sie das Frühstück aufteilen: den ersten Teil direkt nach dem Aufstehen, den zweiten bis spätestens 9:00 Uhr. Ganz wichtig für beide Mahlzeiten: Sie müssen wirklich etwas essen und sich satt fühlen. Ein kleine Himbeere oder ein Espresso reicht nicht.

Worauf soll der Fokus liegen?

- Vollkornbrot oder andere Vollkorngetreide
- Kartoffeln (gern Pellkartoffeln vom Vortag)
- Vollkornreis geht auch, wenn Sie das mögen

Wie Sie sehen, sollte das Frühstück aus echten stärkehaltigen Lebensmitteln bestehen. Kohlenhydrate am Morgen sind kein Feind, sie sind Treibstoff fürs Gehirn und ein Beruhigungssignal fürs Stresssystem.

Nein: Frühstück macht nicht dick. Entscheidend ist der Zeitpunkt. Wer morgens isst, gibt dem Körper die Chance, diese Energie tagsüber zu verbrauchen. Oder bildlich ausgedrückt: Was morgens in den Ofen kommt, ist abends längst verbrannt.

DAS MITTAGESSEN – DIE ZWEITE HAUPTMAHLZEIT DES TAGES

Versuchen Sie, das Mittagessen bis spätestens 14:00 Uhr als echte Hauptmahlzeit zu etablieren. Es sollte nicht das belegte Brötchen im Stehen sein, sondern eine vollwertige Mahlzeit.

Warum vor 14:00 Uhr? Ganz einfach: Bis dahin arbeitet Ihr Körper in seinem natürlichen Hochbetrieb. Der Stoffwechsel läuft noch effizient, die hormonelle Situation ist aktiv, der Körper kann Energie sehr gut verarbeiten und für den Tag nutzen, statt sie auf Vorrat zu lagern. Danach beginnt diese Leistungsfähigkeit langsam abzufallen. Auch das ist reine Biologie. Wir sind abends nun mal nicht mehr auf Höchstleistung programmiert, sondern auf Runterfahren, Erholen, Schlafen. Genau deshalb werden wir am Abend müde. Der Körper will in Richtung Regeneration schalten.

Wahrscheinlich kennen Sie den alten Spruch: Frühstücken wie ein Kaiser, mittags essen wie ein König, abends wie ein Bettelmann. Sie sollten ihn sich merken, er ist biochemisch ziemlich clever. Warum? Weil Körper und Gehirn tagsüber gut versorgt sein wollen, dann, wenn Energie gebraucht wird. Wer tagsüber zu wenig isst, muss abends die Rechnung dafür in Form von Heißhunger zahlen.

Ebenfalls problematisch: Wenn die größte Mahlzeit erst am Abend auf den Tisch kommt, landet ein großer Teil dieser Energie nicht mehr im Verbrauch, sondern im Speicher. Denn kurz vor dem Schlafen gibt es kaum noch Bewegung, kaum noch Wärmeproduktion, kaum noch Bedarf. Hinzu kommt, dass ein mächtiges Abendessen den Schlaf stört. Eine hart arbeitende Verdauung in der Nacht kostet Regeneration. Und Sie wissen ja: Guter Schlaf ist einer der wichtigsten Faktoren.

Zur Motivation:
In meiner Praxis berichten mehr als 90 Prozent meiner Patientinnen und Patienten nach vier Wochen, dass sie

- abends kaum noch richtig hungrig sind,
- besser einschlafen und
- erholter aufwachen.

Und zwar nur, weil sie tagsüber „königlicher" essen.

Wichtig für mich, noch zu erwähnen:
Egal, ob mit der Familie oder mit Freunden: Eine gemeinsame Zeit am Abend ist wertvoll. Aber dieses Zusammensein muss nicht automatisch mit einer schweren, üppigen Mahlzeit verbunden sein. Nähe, Austausch, Rituale, das geht auch mit leichter Kost. Oder einfach bei Tee und guten Gesprächen.

Auch hier noch mal der Tipp aus der ersten Woche für alle, deren Grundumsatz über 2.000 Kalorien beträgt: Essen Sie vormittags und nachmittags jeweils einen kleinen eiweißreichen Snack mit ein paar Haferflocken.

DAS ABENDESSEN – LEICHT, BERUHIGEND, DARMFREUNDLICH

Auch in der zweiten Woche und überhaupt gilt: Abends sollten Sie nicht mehr viel Energie nachtanken. Es geht vielmehr darum, den Körper in den Regenerationsmodus zu schicken. Genau deshalb sieht das ideale Abendessen anders aus als Frühstück und Mittagessen.

1. Ballaststoffe

Legen Sie am Abend den Fokus auf ballaststoffreiche und entzündungsarme Lebensmittel, also viel Gemüse, Hülsenfrüchte in verträglicher Menge, nur etwas Vollkorn, ein paar Nüsse und/oder Samen. Ballaststoffe sollen nicht nur satt machen, sie dienen auch als Futter für die guten Darmbakterien.

2. Fermentiertes auf dem Teller
Empfehlenswert sind Lebensmittel wie Sauerkraut, Kimchi, Naturjoghurt oder Kefir. Zur Erinnerung: Sie liefern lebendige Mikroorganismen, die das Darmmilieu stabilisieren. Und Sie wissen ja: Ein gesunder Darm hat positiven Einfluss auf Immunsystem, Blutzucker, Stimmung und Schlafqualität. Außerdem hilft er, Entzündungen zu bekämpfen. Hinzu kommt, dass fermentierte Lebensmittel sich positiv auf den Gehirnstoffwechsel auswirken. Kurz gesagt: Ein gutes Abendessen programmiert Ihren Stoffwechsel für die Nacht.

3. Zucker runter, Früchte smart wählen
Frisches Obst ist ebenfalls erlaubt, es ist aber wichtig, clever auszuwählen. Gut sind fructoseärmere Sorten wie Beeren, Grapefruit oder Kiwi. Sie alle liefern Vitamine, sekundäre Pflanzenstoffe und Ballaststoffe, ohne den Blutzucker allzu sehr nach oben zu drücken.

Die Faustregel für den Abend:

- Gemüse + Fermentiertes + etwas Eiweiß + gute Fette
- Wenig schneller Zucker
- Nur eine kleine Portion Stärke

So entlasten Sie den Körper, statt ihn zu beschäftigen. Der Körper geht in den Regenerationsmodus und bekämpft nebenbei Entzündungen.

Bewegung
Weiterhin sollten Sie täglich Spaziergänge machen. Noch besser ist es, mit Ausdauersport zu beginnen. Gut sind auch leichte Temperaturreize. Das können beispielsweise Wechselduschen sein. Empfehlen kann ich zudem kaltes Duschen. Und, ja, das ist Stress, das Gehirn nimmt ihn aber nicht als bedrohlich wahr. Deshalb wird kein Cortisol ausgeschüttet, sondern der Parasympathikus aktiviert. Dieser hat positiven Einfluss auf die Atmung, macht den Herzschlag ruhiger, weitet Gefäße, lässt Cortisol absinken, ist gut für die Herzfrequenzvariabilität.

PHASE 3 (TAGE 15–21): DEN STOFFWECHSEL WIEDER BEWEGLICH MACHEN

In den ersten beiden Wochen ging es darum, den Körper zu beruhigen, Stress rauszunehmen und Sicherheit aufzubauen. Jetzt kommt der nächste Schritt – ich beschreibe ihn als „behutsam fordern". In dieser Phase geht es darum, die metabolische Flexibilität zu trainieren, also die Fähigkeit des Körpers, je nach Situation zwischen Fett- und Kohlenhydratverbrennung zu wechseln. Genau diese Flexibilität geht durch Dauerstress, Crashdiäten, Insulinschwankungen und ständiges Zu-viel-Essen am späten Abend verloren.

Möglich machen wir das, indem wir die Kohlenhydrate gezielt als Werkzeug nutzen – und nicht als Feind. Sie helfen, Hormone zu steuern, Cortisol zu beruhigen und den Schlafstoffwechsel zu stabilisieren. Aber ganz wichtig dabei: Das funktioniert nur, wenn sie richtig dosiert und richtig platziert werden.

ERNÄHRUNG IN PHASE 3

Kohlenhydrate intelligent einsetzen

Morgens und mittags stehen Kohlenhydrate auf dem Speiseplan. Und zwar nicht in homöopathischen Dosen, sondern so, dass Sie mindestens 45 bis 60 Prozent Ihrer gesamten Tagesenergie mit Kohlenhydraten decken. Das Gehirn braucht die Glucose, der Körper bekommt das Signal „Energie ist verfügbar", Stresshormone können runterfahren.

Nicht so viel Fruchtzucker, besonders bei Übergewicht

Wenn Sie stark übergewichtig sind, eine Tendenz zur Fettleber haben oder insulinresistent sind, sollten Sie auf große Mengen Obst, besonders sehr süßes Obst, weitestgehend verzichten. Der Grund: Fructose wird unabhängig von Insulin verarbeitet. Sie geht direkt in die Leber und wird dort bevorzugt in Fett umgebaut und gespeichert. Der Blutzucker steigt zwar nicht stark an, aber dafür wird die Leber belastet. Leider fördert das eine Fettleber. Nur wenn der Fettstoffwechsel gut läuft, kann Fructose weiterverarbeitet werden. Wenn nicht, bleibt sie in der Leber liegen. Deshalb in dieser Phase lieber fructoseärmer essen.

Neuer Baustein: kleine Kohlenhydratportionen am Abend
Wenn Gewicht, Blutzucker und Energie über den Tag hinweg stabil sind, dürfen Sie nun an jedem zweiten Abend eine kleine Portion komplexer Kohlenhydrate einbauen. Wir reden hier von ungefähr 15 bis 25 Gramm Kohlenhydraten. Das sind:

- ca. 150 Gramm Pellkartoffeln
- ca. 100 Gramm gekochter Reis
- ca. 80 Gramm Haferflocken
- ca. 100 Gramm Vollkornbrot
- eine kleine Portion Quinoa, Hirse, Buchweizen oder Hülsenfrüchte

Ganz wichtig: Diese Kohlenhydrate bitte nie solo, sondern immer kombiniert mit proteinreichen Lebensmitteln wie Joghurt, Hüttenkäse, Ei, Fisch oder Tofu sowie Gemüse essen. Das stabilisiert den Blutzucker.

WARUM DIESER ABENDSCHRITT?

Eine kleine Menge komplexer Kohlenhydrate am Abend kann bei stabiler Stoffwechsellage helfen, den Cortisolspiegel zu senken und die Serotonin-Melatonin-Achse zu unterstützen. Mit anderen Worten: Sie kommen besser runter und haben einen erholsameren Schlaf.

Das Ganze läuft zudem ohne hohe Insulinlast ab und der Körper lernt wieder, flexibel mit Energie umzugehen. Genau diese metabolische Flexibilität ist das Ziel von Phase 3.

BEWEGUNG IN PHASE 3

Sie sollten den Körper jetzt noch ein wenig mehr und auch gezielter belasten. Dazu dürfte er jetzt auch wieder bereit und in der Lage sein.

Zweimal pro Woche leichtes Krafttraining

Dafür müssen Sie nicht ins Fitnessstudio. Übungen mit dem eigenen Körpergewicht reichen völlig aus: Kniebeugen, Liegestütze an der Wand, Hüftheben, Ausfallschritte nach vorn und hinten, Rudern an der Tischkante, Langarm-Planks oder Planks auf dem Ellenbogen. Krafttraining übt einen Reiz auf die Muskulatur aus und verschiebt die anaerobe Schwelle. Das heißt, Ihr Körper wird besser darin, kurze, intensivere Belastungen zu tolerieren. Das ist wichtig für einen gesunden Zuckerstoffwechsel und die Insulinsensitivität.

Bewegung nach den Mahlzeiten

Ein besonderer Tipp: Direkt nach jeder Mahlzeit sollten Sie sich fünf Minuten bewegen. Ein etwas zügigerer Spaziergang, Treppen steigen oder kurze Gymnastikübungen sind ideal. Ich rate dazu, weil es ein unterschätztes Werkzeug bei Insulinresistenz ist. Aktive Muskeln können Glucose auch ohne Insulinschlüssel aufnehmen. Selbst wenn die Insulinrezeptoren träge geworden sind, können kontrahierende Muskeln Zucker aus dem Blut ziehen. Das heißt: Die kurze Bewegung nach dem Essen stabilisiert den Blutzucker.

Sanfte Intervalle, wenn Sie erholt sind

Wenn Sie sich insgesamt erholt fühlen und nicht unter Schlafmangel leiden, können Sie anfangen, kleine Intervallelemente in Ihr Ausdauerprogramm einzubauen. Sprich: im Wechsel zügig und langsamer gehen. Oder Sie machen in Absprache mit Ihrem Körpergefühl ein leichtes Ausdauertraining. Nichts Anstrengendes.

PHASE 4 (TAGE 22–30): STABILITÄT VERANKERN

Glückwunsch, wenn Sie bis hierhin gekommen sind. Das ist wirklich großartig. Jetzt kommt jedoch der entscheidende Teil, bei dem es darum geht dranzubleiben.

In den vergangenen drei Wochen haben Sie Ihren Alltag verändert. Vielleicht war das ungewohnt, manchmal nervig, vielleicht emotional. Aber Sie haben vermutlich auch gespürt, dass Ihr Körper reagiert: Es gab weniger Durchhänger, Sie hatten stabilere Tage, haben besser geschlafen, litten seltener oder gar nicht mehr unter Schmerzen. Aber gleichzeitig merken Sie wahrscheinlich auch, dass die alten Routinen einem immer noch im Nacken sitzen. Nun ja, alte Gewohnheiten fühlen sich vertraut an, sie sind wie alte Freunde. Nur dass nicht jeder alte Freund einem heute noch guttut.

In Phase 4 geht es darum, aus einer Challenge Normalität zu machen. Deshalb ist Wiederholen wichtiger als Perfektionismus. Dazu ein Beispiel: Stellen Sie sich vor, Sie laufen quer über eine Wiese. Beim ersten Mal hinterlassen Sie kaum eine Spur. Beim zweiten Mal auch noch nicht. Das Gras richtet sich hinter Ihnen immer wieder auf. Aber wenn Sie diesen Weg jeden Tag gehen, immer wieder, entsteht ein Trampelpfad. Er bleibt. Er gehört dann dazu.

Neue Gesundheitsroutinen funktionieren genauso:

- Regelmäßiges Frühstück statt „erst mal nur Kaffee“
- Mittags richtig essen statt abends reinschaufeln
- Kurze Bewegung nach jedem Essen
- Bewusste Schlafhygiene
- Atmung statt Daueranspannung
- Regelmäßig moderat sportlich bewegen

Das fühlt sich anfangs vielleicht etwas künstlich an. Doch nach ein paar Wochen wird es Ihr Weg sein.

Hier ein kurzes Beispiel dafür, wie ich in meiner Praxis vorgehe. Ich mache mit meinen Patientinnen und Patienten immer Folgendes: Nach dem ersten Termin sehen wir uns nach vier Wochen wieder. Nicht nach vier Monaten. Vier Wochen reichen, um echte Effekte zu spüren, aber nur, wenn man sich wirklich darauf einlässt. Und ich sage das ganz klar: Das ist eine Entscheidung. Für vier Wochen. Sonst kann man es nicht fair beurteilen. Denn wir können wirklich nach vier Wochen die Veränderung messen und sie somit den Patienten zeigen. Es macht meine Patientinnen und Patientinnen immer wieder sprachlos, wie schnell der Körper die positiven Veränderungen spiegelt. Dann entscheiden sich die meisten für diesen Weg, deshalb kann ich erfolgreich arbeiten, weil meine Patienten sich darauf einlassen.

Natürlich können Sie jederzeit sagen: „Das ist mir zu anstrengend, ich gehe zurück in meine alten Muster." Das ist legitim. Aber leider ist dann zu befürchten, dass sich Ihre Situation nicht ernsthaft verändert. Diese Ehrlichkeit gehört dazu und die Entscheidung kann ich niemandem abnehmen.

WAS NACH VIER WOCHEN TYPISCHERWEISE PASSIERT

Ich höre in weit über 90 Prozent der Fälle dieselben Rückmeldungen:

- **Mehr Energie über den Tag.** Kein Mittagstief mehr, kein Totalausfall ab 18:00 Uhr. Und ganz wichtig: bessere Stimmung, weil man abends nicht völlig erschöpft ist.
- **Deutlich besserer Schlaf.** Nicht nur länger im Bett liegen, sondern richtiger, erholsamer Schlaf.
- **Weniger Muskel- und Gelenkschmerzen.** Gerade dieses diffuse „Alles tut weh"-Gefühl geht spürbar zurück.
- **Kein Heißhunger mehr auf Süßes am Abend.** Dieser innere Druck „Ich muss jetzt was essen, sofort!" verschwindet bei vielen fast komplett.
- **Verdauung normalisiert sich.** Blähbauch, Reizdarmgefühl, ständiges Ungleichgewicht – oft deutlich besser oder weg.

- **Und der Punkt, den viele am Anfang nicht glauben wollen:** keine Gewichtszunahme, obwohl sie mehr essen als vorher. Besonders, wenn die Kohlenhydrate mutig dann gegessen werden, wann es am besten ist: morgens und mittags statt abends vor dem Schlafengehen.

Oft passiert sogar das Gegenteil:
- Muskelmasse baut sich wieder auf.
- Der Körperfettanteil beginnt zu sinken.
- Bei vielen startet der Gewichtsverlust von ganz allein, ohne Kalorien-App, ohne Straftraining.

Warum?
Weil der Körper nicht mehr im Alarmmodus festhängt, sondern versorgt ist. Versorgung bedeutet Ruhe. Ruhe bedeutet Regeneration. Regeneration bedeutet: Der Stoffwechsel arbeitet wieder für Sie, nicht gegen Sie. **Phase 4 ist also nicht „durchhalten", Phase 4 ist Identität.**

Es ist der Moment, in dem Sie aufhören, mit sich selbst zu verhandeln, Sie fangen an, sich zu versorgen. Allein dadurch, dass Sie Ihre Mahlzeiten planen, statt sie irgendwie mitzunehmen, passiert etwas Entscheidendes: Sie nehmen sich selbst ernst. Und das entspannt. Weil Routine Sicherheit gibt.

Tage 22 bis 30 ist noch nicht die Zielgerade. Aber es ist der Punkt, an dem ein neuer Trampelpfad sichtbar wird. Und Sie entscheiden, ob das Ihr Weg bleibt.

ERFOLGSKONTROLLE – WAS WIRKLICH ZÄHLT

Neben dem Ziel, Gewicht zu verlieren und dann dauerhaft zu halten, wird der Erfolg des Programms nicht ausschließlich über Gewichtsabnahme definiert.

Entscheidend sind funktionelle Marker, die zeigen, dass der Stoffwechsel wieder aktiv ist:

Marker	Ziel
Energie	stabiler Tagesrhythmus, kein Nachmittagstief
Schlaf	besseres Einschlafen, Durchschlafen
Hunger/Sättigung	klarer, physiologischer Rhythmus
Bauchfett	Reduktion des viszeralen Anteils
Stimmung	weniger Reizbarkeit, mehr Gelassenheit

Zum Erfolg gehört auch, individuelle Toleranzgrenzen zu erkennen: Was gelingt noch nicht so gut? Wofür brauche ich noch mehr Zeit? Das ist alles nicht schlimm. Vergessen Sie nicht: Stress hat zu Ihrem Übergewicht geführt, mehr als die falsche Ernährung. Stress generiert eine Ernährungsweise, die unserem Körper nicht guttut. Das kann zu wenig essen sein, zu viel essen oder für Sie das falsche Essen.

Jetzt geht es um etwas sehr Wichtiges: den Vertrauensaufbau zwischen Ihnen und Ihrem Stoffwechsel. Je konsequenter Sie Ihren Körper mit der richtigen Nahrung versorgen, statt ihn zu bekämpfen, desto schneller spüren Sie: Das Wohlbefinden steigt. Die Tagesenergie kommt zurück. Das Gewicht bleibt stabil, ohne ständiges Drama. Genau daraus entsteht Sicherheit – für Sie und für Ihren Körper. Und diese Sicherheit entscheidet über den weiteren Weg: Sie werden gesünder und schaffen die Voraussetzung dafür, dass Gewicht wieder runtergehen kann. Denn – und ich kann es gar nicht oft genug wiederholen:

Ein Stoffwechsel, der im Alarmmodus steckt, hält fest. Er hortet. Er schützt. Ein Stoffwechsel, der sich sicher fühlt, lässt los.

Erst wenn Ihr Körper versteht: „Ich werde regelmäßig versorgt, ich muss nicht mehr kämpfen“, ist er bereit, Reserven freizugeben. Genau dann beginnt echter, tragfähiger Gewichtsverlust. Und das nicht über Zwang, sondern über Vertrauen.

ENERGIEZUFUHR IM TAGESVERLAUF – ANGEPASST AN DEN CHRONISCHEN STRESSSTOFFWECHSEL

Frühstück: 30 bis 40 Prozent der gesamten Energiezufuhr
Ziel: Cortisol abfangen, Energie bereitstellen, Stoffwechsel aktivieren, Blutzucker stabilisieren

Mittagessen: 30 bis 40 Prozent der gesamten Energiezufuhr
Ziel: Leistungsfähigkeit und Energieumsatz erhöhen

Abendessen: 20 bis 30 Prozent der gesamten Energiezufuhr
Ziel: Entlastung, Schlafvorbereitung, weniger Insulinausschüttung, Leberentlastung

Bitte essen Sie keine Spätmahlzeiten, um Cortisolspitzen zu vermeiden und für stabilen Schlaf zu sorgen. Ein kleiner Snack zur Energieversorgung ist erlaubt.

Behalten Sie diese Struktur bei, dann sind Sie auf der richtigen Spur. Warum? Weil ein chronisch gestresster Stoffwechsel anders arbeitet als ein entspannter Stoffwechsel. Noch mal: Unter Dauerstress gerät der zentrale Stressregler im Körper aus dem Takt: die Hypothalamus-Hypophysen-Nebennierenrinden-Achse (HHN-Achse). Das ist die Achse, über die Ihr Körper Stress bewertet und Hormone wie Cortisol ausschüttet.

Wenn sie aus der Balance gerät, passiert Folgendes:

- Die Cortisolkurve verschiebt sich. Cortisol bleibt zu lange oben, fällt zur falschen Zeit oder flacht insgesamt ab.
- Die Insulinsensitivität wird schlechter. Die Zellen reagieren nicht mehr so gut auf Insulin.
- Die Mitochondrien, die Kraftwerke in den Zellen, verlieren an Flexibilität. Sie können Energie nicht mehr so geschmeidig wechseln zwischen „wir verbrennen Zucker" und „wir verbrennen Fett".

WAS BEDEUTET DAS IM ALLTAG?

Ihr angeschlagener Körper kann Energie schlechter puffern. Er kann sie nicht mehr so frei einlagern, abrufen, verbrennen, wie es gerade gebraucht wird. Er ist überfordert damit, das Chaos zu managen. Deshalb ist es wichtig, dass Sie Energie (also Nahrung) zeitlich so zuführen, wie sie wirklich genutzt wird: morgens und mittags, wenn der Körper aktiv ist, und nicht am Abend, wenn er eigentlich runterfahren will.

Und, ja, ich wiederhole mich bewusst, weil das der Kern ist: Chronischer Stress verändert die Art, wie Ihr Körper mit Energie umgeht. Wenn Cortisol dauerhaft zu hoch ist oder zum falschen Zeitpunkt aktiv bleibt, koppeln sich zwei Dinge voneinander ab:

- Energie ist da.
- Aber sie kommt nicht dahin, wo sie gebraucht wird.

Das Ergebnis: Energie wird nicht effizient verbrannt, sondern falsch abgelegt. Besonders gern im Bauchbereich. Genau dort sehen wir dann die typischen Stresspolster. Heißt übersetzt: Es geht nicht nur um Kalorien, sondern vor allem um Timing, Hormonlage und Sicherheitssignal.

Wenn Sie Ihre neue Struktur beibehalten, also regelmäßiges Essen, planbare Versorgung, weniger späte Last und mehr Ruhe, helfen Sie Ihrem Stoffwechsel wieder, Vertrauen zu fassen. Und ein regulierter Stoffwechsel lagert weniger ein. Er verbrennt wieder.

Alle Empfehlungen noch mal im Überblick: Ernährung

Kategorie	Empfohlen	Meiden
Komplexe Kohlen-hydrate	Hafer, Hirse, Quinoa, Buchweizen, Hülsenfrüchte, Kartoffeln, Vollkornbrot, Vollkornreis, Vollkornpasta	Weißmehl, Zucker, Softdrinks
Protein	Fisch, Eier, Geflügel, Tofu, Tempeh, fermentierte Milchprodukte (Quark, Joghurt, Kefir, Buttermilch, Skyr, Hülsenfrüchte	stark verarbeitete Fleischprodukte
Obst	Beeren, Grapefruit, Kiwi	Trauben, Trockenfrüchte, Fruchtsäfte
Fett	Olivenöl, Avocado, Nüsse	Transfette, Frittiertes
Ballaststoffe	Gemüse (gedünstet), fermentierte Lebensmittel, Flohsamenschalen	ballaststoffarme Kost

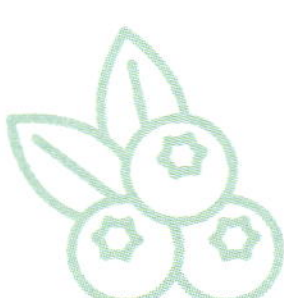

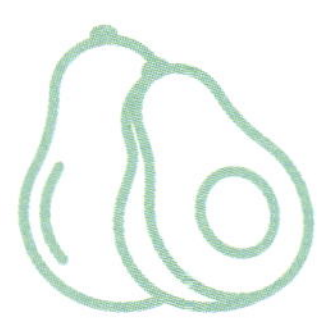

Bewegung

- Kontinuierliche Integration in den Alltag
- Erhaltung von Muskelmasse
- Keine Leistungsorientierung, sondern Regelmäßigkeit
- Daten haben ergeben, dass mindestens dreimal pro Woche bis zu 60 Minuten Ausdauersport betrieben werden sollte. Alles darunter überträgt sich nicht auf eine erhöhte Fettverbrennung.
- Bei stabilem Stoffwechsel gern auch zweimal wöchentlich die Muskeln trainieren

Parasympathikusaktivierung

- Routinen beibehalten und automatisieren
- Atemübungen, Wärme, Lichtmanagement, Schlafstruktur fest verankern

Schlaf

Ein tiefer, stabiler Schlaf ist die Grundlage für jede Stoffwechselregeneration. Chronisch gestörte Cortisolrhythmen führen zu:

- schlechter Schlafqualität,
- fehlender nächtlicher Fettverbrennung und
- gestörter Appetitregulation.

Empfehlung für Schlafritual

- Feste Bettzeiten
- Abendroutine mit Wärme, Atemtechniken und dann Dunkelheit
- Kohlenhydratarme Phasen 1 und 2, dann ab Phase 3 gezieltes Kohlenhydratcycling (vorausgesetzt, Stabilität ist erreicht)
- Keine Bildschirme mindestens 30, besser 60 Minuten vor dem Schlaf
- Eventuell Magnesiumgabe (am besten mit dem Arzt besprechen)

Und immer in Erinnerung behalten:

- Der Stoffwechsel blockiert bei Stress nicht wegen mangelnder Disziplin, sondern aufgrund biologischer Schutzmechanismen.
- Ein Körper, der Sicherheit empfindet, kann wieder Fett verbrennen.
- Kohlenhydrate sind kein Feind – das richtige Timing entscheidet über ihre Wirkung.
- Die Beruhigung der Stressachse ist die Voraussetzung für metabolische Aktivierung.
- Nachhaltigkeit entsteht nicht durch Härte, sondern durch klug strukturierte, wiederholbare Routinen.

IHR NEUSTART UND WAS ALS NÄCHSTES KOMMT

Dieses 30-Tage-Programm ist kein klassischer Diätplan, sondern ein Reset für Ihr neuroendokrines System und damit eine Art Neustart von innen. Denn wer unter chronischem Stress und Übergewicht leidet, braucht vor allem eines: einen Stoffwechsel, der wieder lernen darf, flexibel zu reagieren. Statt radikaler Verbote oder kurzfristiger Lösungen geht es darum, den Körper behutsam aus der Stressfalle zu führen, die Verbrennung wieder in Gang zu bringen und die metabolische Flexibilität zurückzugewinnen. Erst wenn diese Basis steht, kann der Körper Fett effizient als Energiequelle nutzen, und erst dann ist es sinnvoll, über gezielten Gewichtsverlust zu sprechen.

Doch der Weg endet hier nicht. Damit Sie auch nach dem Programm begleitet werden, erscheint im Frühjahr 2026 mein neues Stoffwechselprogramm „Stoffwechselkick" – ein wissenschaftlich fundiertes Konzept, das Sie Schritt für Schritt zu mehr Energie, Ausgeglichenheit und einem nachhaltigen Gewichtsmanagement führt. Und weil Gesundheit für alle zugänglich sein sollte: Ich habe Präventionskurse entwickelt, die von gesetzlichen Krankenkassen übernommen werden, damit Sie auch von zu Hause aus oder in Ihrer Region unterstützt werden. Denn eines ist klar: Ein metabolisch flexibler Stoffwechsel ist der Schlüssel für Gesundheit, Langlebigkeit und Leichtigkeit!

DIE BESTEN LEBENSMITTEL FÜR EINE CORTISOL-FREUNDLICHE UND BLUTZUCKERSTABILE ERNÄHRUNG

Zum Abschluss dieses Buches noch eine Liste mit Lebensmitteln, die in keiner cortisolfreundlichen Küche fehlen sollten. Sie unterstützen aktiv Ihren Stoffwechsel und liefern genau die Nährstoffe, die Ihr Körper braucht, um besser mit Stress umgehen zu können. Mit den nun folgenden Lebensmitteln im Vorratsschrank, Kühlschrank oder Einkaufskorb sind Sie bestens gerüstet, um langfristig Ihr Wohlbefinden zu stärken. Sie enthalten eigentlich alle relevanten Mikronährstoffe, die wir benötigen. Guten Appetit!

Vollkornprodukte und Pseudogetreide

- Haferflocken
- Vollkornbrot
- Vollkornreis
- Vollkornnudeln
- Quinoa
- Amaranth
- Buchweizen

Hülsenfrüchte

- Linsen
- Bohnen
- Kichererbsen
- Hummus (aus Kichererbsen)

Gemüse

- **Blattgemüse:** Rucola, Spinat, Mangold, Grünkohl
- **Kreuzblütler:** Brokkoli, Blumenkohl, Weißkohl, Rosenkohl
- **Wurzelgemüse:** Möhren, Topinambur (reich an Inulin)
- **Zwiebelgewächse:** Zwiebeln, Knoblauch
- **Sonstiges:** Radieschen, Paprika, Chicorée

Obst (mit niedrigem glykämischem Index)

- **Beeren:** Heidelbeeren, Himbeeren, Brombeeren, Erdbeeren, Johannisbeeren
- **Kernobst:** Äpfel, Birnen
- **Zitrusfrüchte:** Orangen, Grapefruits, Zitronen
- Avocado (technisch gesehen eine Frucht; aber fettreich und blutzuckerneutral)

Pflanzliche Proteinquellen

- Tofu
- Tempeh
- Seitan
- Nüsse (z. B. Mandeln, Walnüsse)
- Kürbiskerne

Fermentierte Lebensmittel

- Naturjoghurt (ungesüßt)
- Quark
- Sauerkraut
- Kimchi
- Kombucha

Gesunde Fette und Öle

- Olivenöl (natives Olivenöl extra)
- Rapsöl
- Avocado
- Ungesüßter Kakao (ab 85 Prozent Kakaoanteil)

Gewürze und Getränke mit entzündungshemmender Wirkung

- Kurkuma
- Grüner Tee
- Matcha

Fisch (Omega-3-Fettsäuren)

- Lachs
- Makrele
- Sardinen
- Hering

WEITERE INFORMATIONEN ZUM THEMA, ZU MIR UND MEINER ARBEIT

Über diesen QR-Code erreichen Sie **Literatur-** und **Studienverweise** zu diesem Buch.

Mein nächstes Großprojekt!

Wenn Sie mehr über mich erfahren möchten, geht es hier zu meinem **Instagram-Account.**

Über diesen QR-Code erreichen Sie die Website **www.Daniela-Kielkowski.de** mit meinen Präventionskursen.

Eine Auswahl an Einrichtungen, die bei Ihnen vor Ort **spirometrische Messungen des Grundumsatzes** anbieten, finden Sie über diesen QR-Code.

Für die Möglichkeiten einer Messung mit professionellen **Bioimpedanzwaagen** vor Ort scannen Sie bitte diesen QR-Code.

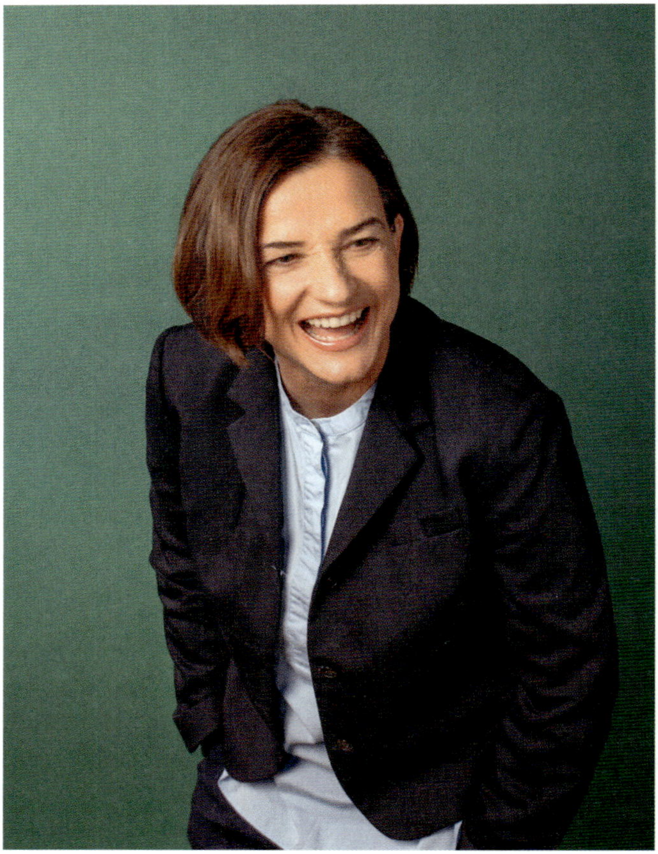

DANKSAGUNG

Mein besonderer Dank gilt Thorsten Dargatz, meinem Co-Autor. Zu Beginn dieses Projekts war ich skeptisch, ob gemeinsames Schreiben meinem Denken gerecht werden kann. Umso mehr hat mich diese Zusammenarbeit überzeugt. Thorsten hat meine komplexen Gedanken und Konzepte sehr aufmerksam aufgenommen, mich bei Recherchen unterstützt und viele Inhalte für medizinische Laien verständlich gemacht. Der kontinuierliche fachliche Austausch und die vielen Gespräche waren für dieses Buch fachlich wie menschlich eine große Bereicherung.

Von Herzen danke ich meinen Jungs Moritz, Falk und Victor. Sie haben mein oft chaotisches Leben über viele Jahre mitgetragen. Nach einem schweren Schicksalsschlag haben sie sich nicht unterkriegen lassen, sondern mit mir gekämpft. Uns verbindet sehr viel – gemeinsame Erfahrungen, gegenseitige Stärke und ein tiefes Vertrauen. Heute gehen sie als junge Erwachsene ihren eigenen, beeindruckenden Weg: frei im Denken, klar im Handeln. Genau so, wie ich es mir immer gewünscht habe.

Mein sehr persönlicher Dank gilt meinem Freundeskreis und ebenso der Mutter, der Schwester und weiteren Familienmitgliedern meines verstorbenen Lebensgefährten, die zu meiner Familie geworden sind. Gemeinsam haben wir Schweres getragen und mit Liebe durchgestanden. Ihr habt mir gezeigt, dass neben tiefer Traurigkeit wieder Raum für Leben, Nähe und Freude entstehen darf. Ihr wart da, habt begleitet und ausgehalten und mir geholfen, Schritt für Schritt zurück ins Leben zu finden. Diese Verbundenheit, Treue und Wärme bedeuten mir mehr, als Worte ausdrücken können.

In diesem Zusammenhang möchte ich mich auch besonders bei allen Journalistinnen und Journalisten sowie Medienanstalten bedanken, die mir seit vielen Jahren ermöglichen, meine Arbeit und meine Themen seriös in der Öffentlichkeit zu verbreiten.

Mein herzlicher Dank gilt dem Becker Joest Volk Verlag und dem gesamten Team. Seit einigen Jahren darf ich hier eine Zusammenarbeit erleben, die von Vertrauen, Offenheit und echter inhaltlicher Freiheit getragen ist. Meine Gedanken – auch dann, wenn sie ungewöhnlich oder kontrovers sind – wurden nie begrenzt, sondern mit Interesse, Respekt und großem Engagement begleitet.

Was diese Zusammenarbeit für mich so besonders macht, ist die menschliche Qualität dahinter. Aus einer zunächst professionellen Verbindung ist über die Jahre ein sehr persönliches, beinahe familiäres Miteinander entstanden. Kreativität, Verlässlichkeit und das ehrliche Gefühl, jederzeit unterstützt zu werden, prägen diese Zusammenarbeit auf besondere Weise.

Der Becker Joest Volk Verlag steht für ein Zusammenspiel aus Professionalität, Herz und Kreativität, das heute keine Selbstverständlichkeit mehr ist. Für diese kontinuierliche Begleitung, das Vertrauen und die Offenheit bin ich sehr dankbar.

VERLAGSDANK

Ein herzliches Dankeschön an Daniela Kielkowski für dieses wegweisende Werk. Seit vielen Jahren widmest du dich mit all deiner Kraft der Frage, warum trotz unzähliger Ernährungstrends immer mehr Menschen mit Übergewicht kämpfen – und deine Expertise bildet das Fundament dieses Buches.

Ebenso danken wir Thorsten Dargatz, der dieses komplexe Thema rund um Stress und das Hormon Cortisol verständlich, anschaulich und zugleich ermutigend für Laien aufbereitet hat.

Unser Dank gilt Doreen Köstler für das Lektorat sowie unserer Mitarbeiterin Caroline Mohr für Layout, Gestaltung und Buchsatz. Ein besonderer Dank geht an alle weiteren Beteiligten – Claudia Braun, Lea Lambrich, Markus Neis, Maria Berning und Jenny du Mont – für das Engagement und den stetigen Einsatz für die Qualität, die unsere Bücher auszeichnet.

BEREITS ERSCHIENENE TITEL VON DANIELA KIELKOWSKI

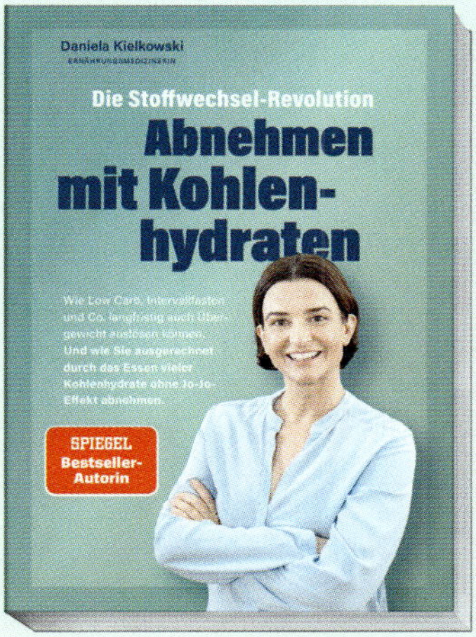

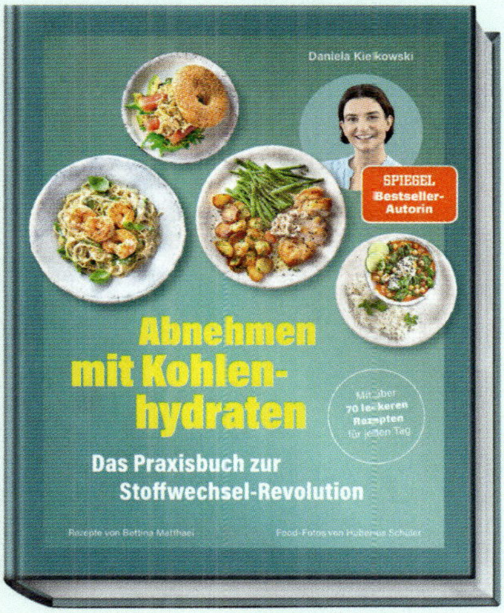

DIE STOFFWECHSEL-REVOLUTION
Daniela Kielkowski, 232 Seiten,
Klappenbroschur, 15,5 × 22 cm,
ISBN 978-3-95453-308-4
26,00 EUR (D), 26,80 EUR (A)

ABNEHMEN MIT KOHLENHYDRATEN
Text: Daniela Kielkowski,
Rezepte: Bettina Matthaei,
Food-Fotos: Hubertus Schüler,
240 Seiten, 19 × 24 cm,
ISBN 978-3-95453-334-3
28,00 EUR (D), 28,80 EUR (A)

BECKER
JOEST
VOLK
VERLAG

IMPRESSUM

Originalausgabe
Becker Joest Volk Verlag GmbH & Co. KG
Bahnhofsallee 5, 40721 Hilden, Deutschland
www.bjvv.de, info@bjvv.de

3. Auflage Mai 2026

BECKER
JOEST
VOLK
VERLAG

ISBN 978-3-95453-371-8

Autorin Daniela Kielkowski
Co-Autor Thorsten Dargatz
Redaktion Ralf Joest
Projektleitung Claudia Braun
Porträts Justyna Schwertner
Buchgestaltung und -satz Caroline Mohr
Lektorat Doreen Köstler
Druck Firmengruppe Appl, aprinta druck GmbH

Haftungsausschluss Alle Ratschläge in diesem Buch wurden von der Autorin und vom Verlag sorgfältig erwogen und geprüft. Eine Haftung des Autors oder des Verlags und seiner Beauftragten für Personen-, Sach- und Vermögensschäden ist jedoch ausgeschlossen. Diese Publikation präsentiert die Methode, die Meinungen und Vorstellungen der Autorin. Sie soll Hilfreiches und Informatives zu den unter anderem behandelten Themen Stress, Cortisol, Stoffwechsel, Ernährung und Kohlenhydrate, Schlaf und Bewegung bieten. Sie ersetzt aber nicht die individuelle und ärztliche Beratung. Autorin und Verleger des Buches erbringen keine medizinischen, gesundheitlichen oder persönlichen beziehungsweise fachlichen Leistungen. Bei Vorerkrankungen oder beim Auftreten von Komplikationen sollte der Leser in jedem Fall einen Arzt konsultieren, bevor Ratschläge aus diesem Buch (weiter) umgesetzt werden. Das Programm ist gegebenenfalls nach ärztlicher Weisung anzupassen oder abzubrechen.

Der Verlag weist ausdrücklich darauf hin, dass im Text enthaltene externe Links vom Verlag nur bis zum Zeitpunkt der Buchveröffentlichung eingesehen werden konnten. Auf spätere Veränderungen hat der Verlag keinerlei Einfluss. Eine Haftung für Links ist aus diesem Grund ausgeschlossen.

Bildcredits alle Illustrationen: iStock, S. 72, S. 75: unostic GmbH, S. 77, S. 78, S. 79: InBody, S. 158: Katarina Witt